大展好書　好書大展
品嘗好書　冠群可期

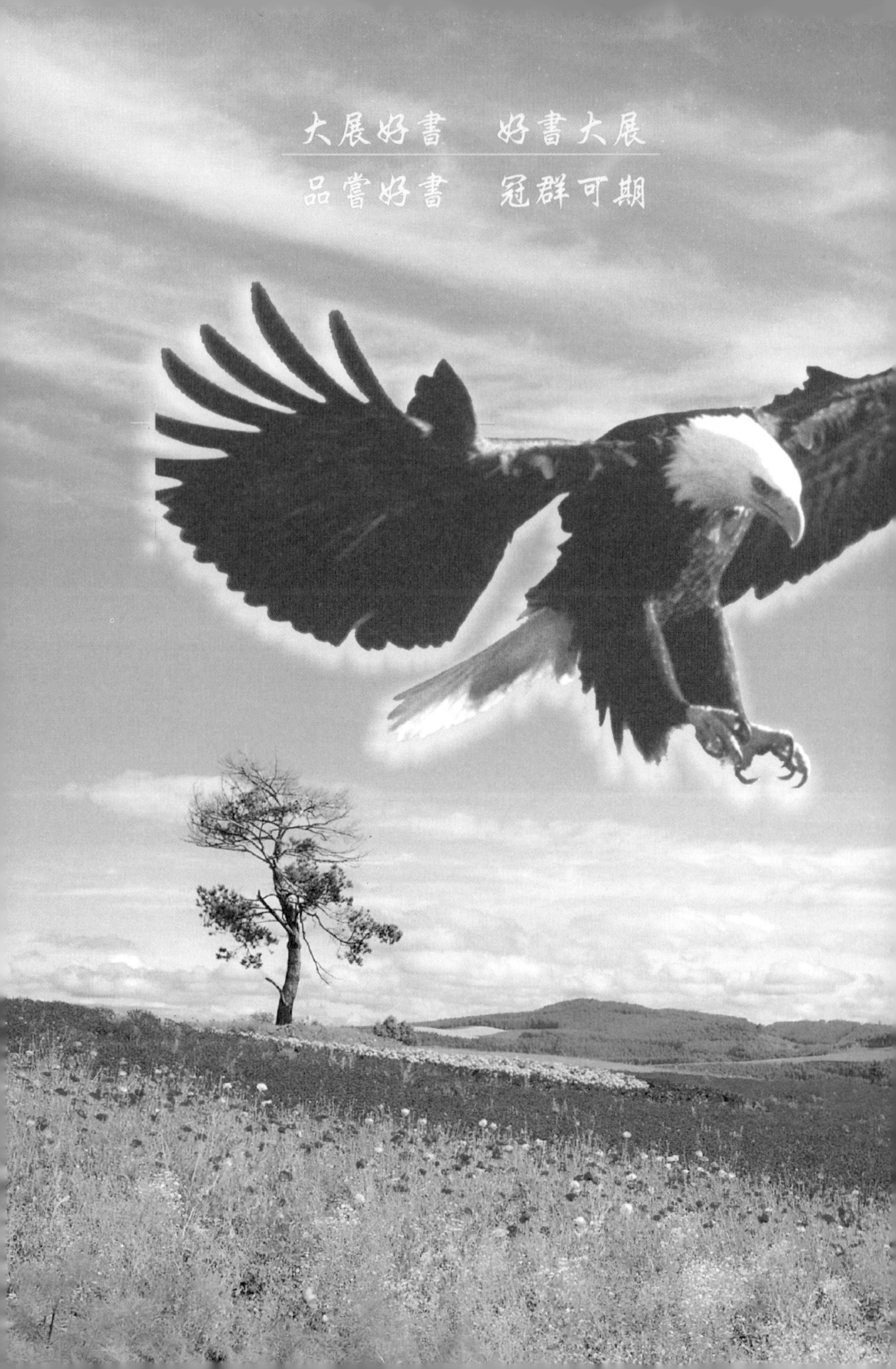
大展好書　好書大展
品嘗好書　冠群可期

健康加油站26

葉燕慈　主編

斷食促進健康

大展出版社有限公司

前言

現代的人長期待在有空調設備的房裡，所以，大家都變得痴痴笨笨的。實在有必要為現代人找到安全確實的新斷食法。

然而一般人對斷食總是避之唯恐不及，那還會相信它的神效。據觀察，之所以有這種排斥的心理，完全囿於以下的偏見：

・斷食無異於自殺。

・斷食是患不治之症或精神病等「社會弱者」的行為。

・斷食療法是一種相當不科學的民間野蠻療法。（因斷食的提倡者沒有醫師執照，其法更不為一般國民所認可）

・縱或斷食具有實效，但饑餓將會使人們荒廢所有工作。

・饑餓使人們不能持之有恆。

人們為了治病健身，主動在短期內斷食，使肌體在飢餓狀態下靠自身機能治癒某些疾病或強身健體，即是斷食療法。

其實，斷食是一種喚醒人類與生俱來的「自然治癒力」的妙法。它不需要藉藥物，也不需要靠手術便能根本改造一個人。可怕的是，一些減肥、斷食的指導者、實行者並沒有意識到「現代人豐衣足食，但卻像豆芽一樣嬌弱」，而還照以前的長期斷食法或減食法。

還好，有些斷食論者也主張「常做一天斷食較十日斷食一次的效果好」。而本書所介紹的一日斷食，是既安全又有效果。

一旦斷食，既不需要指導者，而且效果也很大，日常生活每天都適合做。

每天暴飲暴食，一個禮拜中也該讓肝、內臟休息。例如，體育運動中有所謂的間隔訓練，可以慢慢強化內臟功能，而漸漸能克服壓力、增強忍耐。這種方法可使過胖的人瘦三至五公斤，而讓過瘦的人接近標準體重。

不只是這些，還可以降低血壓、血糖值、膽固醇值。而且可以消除疲憊感，頭腦變得更清楚，連記憶力、發明創造力都增強了。

而且在研究中還發現，現在的人盡情吃、盡量喝、盡情玩，處在過份保護環境，結果感冒就請假，還會因成人病暴斃而死。因此有「四十一歲壽命說」。

想要變得更強壯、更美麗請閱讀這本書。相信如果人一直處在過份保護的環境中，則必使國家走向衰亡的道路。為了自己、民族，不妨試試看一日斷食。

目錄

第二章　斷食療法

第四章　東西方營養學的知識

第六章　配合斷食法的各種運動

附　錄　從斷食衍生的妙點子

第一章　斷食與動物

1. 動物都有本能性的斷食行為

斷食辟穀原是中國古代一種獨特的養生方法，現存最早的辟穀資料，是長沙馬王堆出土文物《卻穀食氣》篇。它與《陰陽十一脈灸經》和《導引圖》寫在同一幅帛書上。辟穀的「辟」字在古代同「避」，因此，所謂辟穀就是避開五穀雜糧而不食。

司馬遷的《史記》裡也記載著漢高祖的軍師張良晚年辟穀一事。說：「張良性多疾，即導引不食穀。」可見斷食辟穀養生在中國歷史是悠久的，但是，由於斷食辟穀有悖人類正常飲食習慣，所以在民間很難廣泛推廣。

隨著人類文明和科學技術的全面發展，各種學術的研究也不斷有所進展。世界各國對於斷食療法治病已有了系統而深入的探討，各種斷食書籍相續問世，許多國家也設有斷食治病的醫院。

其實，只要能施行正確的斷食，任何疾病都能予以治癒，或許會有人以為這事仍不無疑點，甚或以為這是一種宗教之義。那是他們不知道人體本身能治癒疾病。

如果你不了解這一點，你便可能提出下列各問題：

一、斷食便是停止攝取食物，這雖能治療那些因過食、發胖而造成的疾病，但對其他類型的疾病是毫無效果的。

二、身體已很衰弱的病人，如再施行斷食，豈不是更為羸弱嗎？由此可見，斷食並不適合每一個人。

三、斷食主要是精神上的休養。因此，斷食者只不過是以自我暗示的方式在治病而已。

這種想法可能起於直接的生活感受。本書並無意為斷食搖旗吶喊，推舉它為最高尚的行為，但卻希望人們能對斷食有正確的了解，而恢復以往樸素的生活。這對我們這群已忘卻原始生活時代的現代人來說，才是最重要的。

關於生活與思想的反映，且舉個例來說明。例如，你對人類在身體不適時缺乏食慾的事，看法如何呢？

一般人會以為那是因為身體機能減弱使然，但仍必須勉強吃東西才能補給營養。然而缺乏食慾即是身體本身根本不想接受食物的表現。由另一角度來看，就是生命體為了自我調適而拒絕食物。既然如此，乾脆順從著它不吃。

如果你家中有飼養貓或狗，你一定能發現，牠們不舒服時，絕對不會吃東西。這是為什麼呢？這就是動物本能的斷食行為。因為牠們在意志本能上一有了任何反應，身體便會立即採取行動。所以，當身體為生存而拒絕食物時，牠們也就自然地中斷進食了。

至於人類，其所以為萬物之靈，理由之一便是能抑制行為，不立即表現出自己的想法。因此，在不想吃的情況下仍勉強吃東西，也就成為人類獨特的行為了。然而，這一點卻完全不值得我們驕傲。

由於野性動物的世界並沒有醫生，所以，它們一患疾病，便利用本能與自然環境作自然療法。只有人類不但使本能與行動脫節，並且擴大其程度而建立了文明。也因此，人類丟棄了自然療法的記憶。

而斷食所以是維護健康的重要療法，最根本理由就是來自動物這種本能行動的啟示。

2. 令人訝異的飼養法

有次和一群人參觀某養雞場，雞舍中總共養了一萬多隻雞，養在三大排的雞籠中，相當壯觀。雞場主人一旁得意洋洋地說：

「其他地方都是一個金屬網格中養一隻雞，我呢，就養二隻，這樣一來雞不能活動，也就減少能量消耗，因此蛋會下得特別多。這是一種苦肉計。」

這倒是令人覺得這種方法太過殘酷。

當參觀到第三排雞籠時，發現第三排雞和前二排雞不太一樣。這裡的每隻雞都像拼命三郎一樣地啄飼料來吃，剛吃進去，還沒吞下去，又要再去啄飼料了。就像一隻隻的餓雞，好像大家都想著：

「喂！快吃，飼料就快沒了。」

這時主人又說：

「這排雞籠中，全部都是老母雞，產卵率也降低了。實在沒什麼利用價值，根本就是一群廢雞，因此，就讓牠們斷食七天。」

聽完之後，更覺得太殘酷了。那麼，年紀大些的銀髮族，不也和那些老母雞一樣嗎？他們都到了「沒有生產就不准享受」的階段。主人又繼續說：

「如此一來，就可節約幾萬元的飼料費。而且七天之後，雞毛長得更美，肌膚顏色更好，產卵率也提高了。」

以前，老母雞所產的蛋表面較粗糙，很容易打破。而斷食後的老母雞所下的蛋非常光滑，而且不易打破。這都要歸功於新斷食養雞法。

大家看了這些老母雞下的蛋，不禁對這種斷食養雞法有了新的看法。尤其是對老年人而言，心中更有一股莫名的感動。

以前曾聽一些斷食論者認為斷食對人有益，但醫生仍反對地說：

「斷食療法曾治好過病人，也曾致人於死，而多半的情形是治不好，反而情況轉壞。根據統計數字顯示，斷食並不是一種良好的醫療法。如果你不怕死，就去試試看好了。」

聽了醫生的話之後，難免讓人怯步。

但是，那一萬多隻又健康又有精神的老母雞的景象又清楚地浮現眼前。還記得那天在養雞場有人問說：

「用七日斷食法養一萬多隻雞，那麼，因為體弱而死掉的有多少呢？」

大家都全神貫注地期待答案。主人說：

「在為牠們秤體重時，我想大概有二百隻再也沒有利用價值了，讓這些雞到雞籠外面走走看，沒想到還一副很有精神的樣子。再讓牠們回到籠子裡，一樣活得好好的。但最後因為斷食養雞法太費時耗力了，這二百隻雞是死於人手不足。」

這個實證，比那些斷食論者的主張更具說服力。一萬多隻老母雞，全都返老還童了。不免讓人覺得老年人就像那老母雞，如果也來試試斷食，既安全而且可以恢復年輕，對皮膚有益、內臟功能也加強了不少。說不定可以像老母雞一樣能夠再度擁有青春。

當天一群人又和主人聊了起來。

「斷食是一種反意志力的行為，那麼雞不就很可憐？」有人問道。

「剛開始，只是經營困難而出此下策，我也相當痛心。但做了之後，反而不會這麼想了。原因就在於：吃太多，營養太豐富，反而老得快，肥肥胖胖地根本沒精神。眼睛不清亮，動作也變得遲緩了。但如果一天不給飼料，臉色就轉好了。動作顯得靈活，也顯得有精神多了，像是迎接嶄新生命一樣。這對雞而言是很好的一帖藥方。」

聽他這麼一說，使人想到：

「七天或十天斷食是否是極限呢？每隔十天的斷食是否能不傷身體而能再次年輕呢？是否能延長產卵日呢？」

3. 斷食挽救了鰤魚

日本的大川郡引田區，那兒養殖的鰤魚，是日本最早的養殖業。引田的養殖業者也曾為了經營上的考量，而採用斷食法。

這裡的鰤魚養殖業聞名全日本。這裡的日式料理店的生魚片不是由鯛魚製成的就是鰤魚，而且鰤魚味道較重，因此，喜好鰤魚的人還不在少數。

最早養殖鰤魚的地方就是在香川縣引田區。約一千五百條的鰤魚養在長度、寬度各九公尺、六公尺深的漁箱中，平常就餵牠們吃沙丁魚。

但是，這類養殖最怕碰到紅潮。所謂的紅潮，是由一種有毒的霍利奈利亞浮游動物，當這種微生物一出現，就會把海水弄成一片紅色，而且魚貝類一碰到紅潮，必死無疑。

日本養珠最有名的御木本幸吉，就曾經遇到好幾次的紅潮，只好丟棄全部的養珠。這也是受紅潮之害最有名的。

紅潮不只造成海水污染，而且是養鰤業者最害怕的。

通常將鰤魚趕至漁箱中，這些地方都已距離紅潮發生處已經很遠了，但在半路上，就有大量的鰤魚死於紅潮中。為此，運送過程相當花錢。最後大家集思廣益，終於想出對策。

當紅潮又再發生時，加重漁箱的重量後，沈入海面下三十公尺。而通常紅潮發生的地區在海面下六～十公尺只有浮游生物生存，經常接受陽光照射的地區，因此將沈箱放入海面下三十公尺處是相當安全的。

但是，因此無法按時餵養鰤魚，而且紅潮常為期五～十天。養殖業者為此也擔心不已，每天就害怕鰤魚死掉。但二十天之後，紅潮消失，本來還計算死幾條。沒想到一條也沒死，而且還精神奕奕地游來游去。

萬萬沒想到斷食二十天，一條也沒死。不僅節省了運費，而且是養殖業的一大福音。後來也不斷地進行實驗。

第一次，二歲的魚，放入一千五百公斤重的沈箱中，沈入水深三十公尺，絕食八天之後，仍然靜靜地游。

再延長至二十三天，再給牠們吃十八公斤的青花魚，結果大家爭著吃。二十六天之後，僅僅死了一條鰤魚，而重量也才減少百分之十二。

斷食後的復食也相當重要，剛結束斷食三天內，都只能吃平常量的三分之一；第四天吃平常量的百分之七十；十五天之後再恢復平常量。

類似這種養殖魚類的斷食法，需要考慮幾點要項。

為了要節省沈箱作業時間，最好將沈箱做大些，才能沈入海面下二十公尺。這是避免紅潮危害魚類。不是餵餌時間，決不要取出沈箱。

真替御木本幸吉感到遺憾與高興，如果他早知道有這種方法，也許就不會這麼痛心了。有人問道：

「如果紅潮較輕微時，也不給魚吃飼料，難道沒有魚病死嗎？」

養殖場主人回答：

「事先讓他們多吃些，而且挑選上好的肉。」

換句話說，飽食的魚抵禦外敵的能力較低。

看了這個實例，更使人對斷食發生興趣，針對現代人的需要，不妨大家共同來創造具科學性的斷食法。

第二章　斷食與暢銷書

1. 斷食在人類原始時代即存在

古代文獻中，早在古希臘歷史家希羅多德（紀元前四〇〇年）所著的歷史一書中即有斷食的記載。書上說埃及人平均每個月要斷食三天，他們利用嘔吐與灌腸之法清除胃中的廢物，以保持年輕與健康。這已是三千五百多年前的事。

也許是基於這種基本知識吧！古希臘哲人都喜歡斷食。據所能得知的資料，畢德哥拉斯便曾實行了一次為期四十天的斷食。蘇格拉底和柏拉圖各自實行了十日的斷食。他們都有計劃地在保持自己的健康，同時也要他們的弟子實行這種健康法。

當然，傳統宗教中，斷食總是免不了的。如佛教、基督教、猶太教、回教、印度教、道教、喇嘛教等——都具有類似斷食的修行法與儀式。這些又表示什麼呢？你想過沒有？

雖然我們在提到「體悟真理」等「宗教式的斷食」時總會聯想到「修行」、「精神修養」、「顯示虔誠信仰的修行」等。進一步來說，也就是表示苦行的斷食與信仰之間具有很密切的關係。但在神佛之前清淨身心，乃是苦行斷食的目的，這不就具有清除體內穢物的意義了嗎？

日本『萬葉集』中也有一段關於這種行為的歌謠。它說：每當年初即將割稻之前，農人們都必須先行齋戒禮，也就是絕食數日。過了這段時間後，他們才開始拜神，舉行各種儀武。否則，他們認為神會發怒而不降賜豐年。

各民族的宗教性斷食可能也與這種情形類似。我們更可以推想，人類所以會有這種斷食期，可能便是古代人類共通的生活方式。

古人以這種被生活化了的斷食保全了他們的健康，並且藉以重建他們新生的清淨身心——就這樣，斷食自古以來即被人們當成一種使生命復活的行為。並透過宗教或民俗的儀式流傳下來。

或許，可再往前溯至古代之前的原始時代，而推測斷食可能與野獸時代的本能斷食有極密切的關係。這種傳說我們當然已無籍可查，但斷食絕非虐待身體的宗教行為，而是原始人自然學習的療法，應是一種較為中肯的看法。

相信大家都能意識到：人類科學的極度發展所帶來的最大不利，便是使人們遺忘他們由大自然中得來的智慧。而斷食就是人類最早的——同時也可斷言，它也將是人類最後的健康法。

2. 四十一歲壽命說與短期斷食

●豐衣足食的社會、嬌弱的人們

日本在一九九〇年盛行「人生八十年」、「世界第一長壽國」、「老人國家」等觀念。之後由西丸震哉所主持的資訊中心出版社出版《四十一歲壽命說》。截至當年年底，短短三個月之間發行了五十刷，一躍而成為排行榜上的暢銷書。

其內容大致認為：「日本在一九五九年以後，由於經濟成長，為慾望及表面歡樂所淹沒，過著豐衣足食的生活……但由於過多的保護，沒有經歷風雪交加、飢寒交迫、布衣粗食的日子，就像豆芽菜般地嬌弱。而且抵抗力、適應環境的能力相當差，就像半個病人，因此，才認為日本人的平均壽命只有四十一歲。」

當時，只有食品生態學研究所所長從現代科學、醫學、營養學、生理學、動物學、歷史學等方面證實了這項說法。這並不是沒有科學根據的預言，許多知識分子都感到十分驚訝。

朝日新聞評論中寫道：「雖然我們都知道這些觀念。但是，以更具體、詳細的資料為證，而更具說服力。」

每日新聞說：「《四十一歲壽命說》一書，是具震撼力的暢銷書，使得人們又更關心健康。特別是那些肥胖的人對此更有興趣。」

再此也要提醒那些攝取過多脂肪的人，不妨多注意健康。

一般女性擔心過胖會影響外形，而中年人也有擔心過胖之虞。事實上不只是外在問題，過胖的身材罹患癌症、心臟病、腦出血、高血壓等疾病的比率也較高，內臟本身的感知，潛在意識中因而有可能影響心理。

週刊女性雜誌批評著說：「經濟高度成長三十四年之後，的確可以過著豐衣足食的生活，但抵抗力減弱，容易疲勞……這些都是暴飲暴食及食品色素、刺激物，不僅污染食品，還造成空氣、海洋、河川、平原等環境污染。污染了自然環境，還縮短了壽命，這難道是冥冥之中就注定了嗎？」

星期天每日說：「這種偏激的論調，不知道那天會成為可能？」

看了這些評論，讓人頗有同感，但也無法提出解決的方法。建議讀者不妨嘗試最簡單的斷食與節食法。

●飢餓使得身體更強壯

所有的動物都會面臨到飢餓的威脅。牠們吃了這一餐，往往不知道下一餐在哪裡？但卻沒想到由於飢餓，反而加強了身體各部分機能。由於時時必須機靈地注意獵物，因此眼、耳格外靈敏，腳力也加強了。

又因為攝取少量食物，反而強化了胃腸等其他器官的功能。為了抵抗風雪，皮膚等自然能適應環境，對細菌也都有抵抗力。

人就和動物一樣。

以日本為例，戰前、戰後時時必須忍受著飢餓，吃粗食，反而鍛鍊出強健的體魄。當時並沒有冷暖氣設備，風雪強度也絕不會亞於現在。現今七、八十歲的老人們，至今健康長壽的原因，也是當時所鍛鍊出來的吧！

自一九五五年進入高度成長時代後，攝取食物量呈飽和狀態，四季都待在有冷暖空調的室內，過度保護小孩，小孩雖長大了，但也像溫室中的花朵般地柔弱。

從日本文部省（教育部）的調查資料顯示，日本十七歲的青少年，十幾年來平均身高由一六一點八公分，長高至一七〇點三公分。體重由五十三公斤增至六十一點八公斤。這都是攝取過多的熱量、營養；交通工具發達，缺乏運動所造成的。

另外，若是吃太多、營養過剩，心臟中堆積過多的脂肪時，容易引起糖尿病、痛風、高血壓、腦血管疾病的機率也高。

厚生省（衛生署）的相關報告中，十幾歲的青少年中患有動脈硬化初期病症，其比率就高達百分之九十七。而且他們都喜歡待在有空調的房間中，因此，也減弱了對外界的適應力。

現代的小孩，雖然長高長胖了，但是，隨便的風吹草動就會得到感冒、氣喘或甚至請假。就像一顆顆豆芽菜一樣，生命只有一般植物的一半。

●連乞丐都得糖尿病

翻開歷史，許多王公貴族都因吃得太多美食而肥胖早死。而倒是那些吃粗食、常勞動的家臣較長壽。反觀我們不也是每天飽食終日、每餐美食當前嗎？現在恐怕連乞丐都會得糖尿病。

如此一來，我們是愈來愈像短命的豆芽菜了。再參考長壽村的共同條件：

①嚴酷的氣候。

②常幹粗活。

③壓力少。

④飲食不過量，少吃精緻美食。

如果你所做的和這些相反，很快地你會屬於豆芽族的。

以前糧食不足時，常發生三餐不濟的情形，因而有所謂的「缺食兒童」。他們多半不帶飯盒到學校。天冷時，學校也沒有暖氣設備，大家靠在一起聽課，互相按摩、摩擦取暖，就這樣過了一個又一個的冬天。這樣的訓練，多少也能對抗壓力。

最近有越來越多的人死於癌症，而這些人正是所謂的豆芽族。如果體內細胞生命力強，自然會有抵抗力。即使突變成癌細胞，但由於周圍都是「健壯」的細胞，因此，根本不可能有繁殖的機會。這項說法在醫院解剖屍體中也得到了證實。

•利用斷食來鍛鍊自己

食物是人們賴以生存的營養物質，營養缺乏必然對身體有害，不過，是不是吃得越多對身體就越有好處呢？實際並非如此，這觀念都具有一定的片面性。因為無論什麼事情都要適度，做得過火，往往就成為壞事。

在生活條件相當優越、營養過剩成了問題的今天，主動控制飲食而進行幾天的斷食，相信必能獲得健身、治病的好處。

家禽試驗所曾對八六四隻產量能力退化的純種來亨雞，做十天停供飼料只供水的試驗。當恢復供料、供水四十天後，發現老母雞中的百分之七十五再度產蛋，說明斷食對生命有「返老還童」的作用。

現在如果用粗食、飢餓來訓練現代人的話，似乎太過勉強了。也許可以不吃得那麼多、那麼好，但是，要求每天靠體力做粗重的工作，可不是那麼簡單做到的。

要如何才不會成為豆芽族呢？可用斷食來鍛鍊自己。

現代的人們，就像養在溫室裡的豆芽。平常若為了要使豆芽活得更久些，只需給予日照雨淋的刺激後，再搬回溫室，重複幾次，訓練其適應力。而施予水份及肥料時也依同理。隔二～三天不讓其攝取水份及肥料。

細胞本身就會警覺到，一旦再施肥、水分時，就能吸收得更好。因此，也加強了適應力。經過一段時間之後，豆芽自然長得「高又壯」。

如果人們可以短期內控制自己的食慾，也就是給予器官刺激。加上每天適度的運動，試著忍耐氣候變化，當然增加了適應力，而能活得更長久。

斷食其實就是節食。由自己在控制食慾。但如果斷食期間過長，也可能會斷送自己的性命。你可以從最簡單的一日斷食開始。

這種「迷你斷食」（或稱短期斷食）其實是最基本的斷食。不過你真的需要毅力，要抵抗任何美食的誘惑，拿出勇氣和惡劣的氣候抵抗……但長期訓練下來你一定比以前更有毅力、耐心而更能克服壓力。

3. 這樣的減肥法行得通嗎？

●從《心曠神怡減肥法》暢銷書說起

日本市面上關於節食的書籍琳瑯滿目，其中以川津祐介所寫的《心曠神怡減肥法》最為暢銷。

演員作家川津祐介一直擁有廣大女性讀者群，而這些女性讀者同樣也在意自己的身材，因此這本書能暢銷，原因也就是抓住他的讀者群心理。

書名只是頗令人吃驚，而毫無科學根據，副標題寫著「一次三十秒，一天減輕一公斤」。

這本書中認為斷食是減肥的最好方法，比一些體操、導引術、藥物都來得有效。演員經常為了工作需要，所以，要常打拳擊或洗三溫暖以利排汗，促進新陳代謝；減少食物的攝取、不喝水、斷食……這些都是必要的。

這本書是作者的親身經驗。在比較過三十多本有關斷食的書之後，我認為這本書所建議的方法較其他書更容易實行。

還是有斷食經驗的人，比較具說服力。

●長期斷食具危險性

十幾年前在健康指導師的協助下，林先生做了以下的斷食嘗試。

①第一天～第三天只靠喝水過日子。

②第四～第六天只喝早、晚兩餐的湯。

③第七天～第十三天每天只吃一次粥。

就這樣過了十三天。

最初的三天，並不困難，每個人都做得到（對少數人而言可能很困難）。次三天只靠喝兩餐的湯過日子，實在不是平常人所能忍受的（箇中滋味生不如死，林先生就此敗下陣來）。尤其是抗拒不了湯的美味（這是實話）。

經過這將近六天的斷食，林先生真的覺得體態較輕盈，而且更有活力。但是，最後的一個禮拜，真不是誇大其詞，實在餓死了。

看到小孩拿的糖果，都想搶過來吃；遠遠看到肉、麵包店，彷彿就已經聞到香味，嗅覺似乎變得特別敏感。

由於斷食和體內營養物質的不斷消耗，會出現體重減輕和身體消瘦及渾身無力的疲憊感覺，如頭重、全身懶散、沉悶等。這只是斷食最初四、五天會有的現象，隨著肌體對斷食的適應，體重減輕的幅度會變小，無力感會逐漸消失，精神也能恢復正常，大約從第六天就出現平靜、舒暢、輕鬆之感。

聽說有些人體驗斷食後，就做一些超乎平常的事，最後也就不再利用斷食。例如，有些人在斷食結束後，拼命吃一些速食麵，最後也斷送了自己的生命。倫敦首席模特兒西華特小姐，就是典型的例子。

和斷食比較起來，恢復後的飲食更需注意。

因此，意志薄弱的人，隨意地斷食，就如選擇了死一樣。在此並不鼓勵這類具危險性的斷食。在此介紹一種輕鬆的斷食法，可以稱為迷你斷食或是半斷食法。試試看下面介紹的一週菜單。

●適合任何人的半斷食

在進入斷食的前三天，都要停止吃一些美食。如法國菜、牛排、酒、甜食，就連饅頭都要控制。

第一天，什麼東西都不能吃，只能喝水或是喝一些淡茶。可以大口大口地喝，以克服空腹感。

第二天，只能吃半碗粥，早晚兩次。粥中加入茶水；最好花三十分鐘～一個小時慢慢地吃完粥。

第三、四天，將一碗粥的分量弄成二碗，要領如同前面。也是吃早晚二餐。

第五天，三餐一樣吃二碗粥。

如果是初試斷食，到第二天就可停止了。如果習慣了再延長到第三天。以斷食五天為目標，確實做到的話，可以減輕三～五公斤。

但必需注意下列二項：

一、餓得受不了的時候，只能喝一口牛奶。含在嘴巴一陣子後吞一半進胃裡，過了一會兒再吞剩下的半口。這樣過了三十分鐘後，自然能克服饑餓感。如果不習慣在稀飯中加茶的人，可以加酸梅，但一天只能吃一個。

二、要控制酒精量。空腹喝酒後，酒醉的情形也會更嚴重。

●控制你的胃

若要持續瘦了三～五公斤的身材，減少食量實在相當困難。也就是要利用「減食」，少量食物讓胃有滿腹感。彼得竹西先生主張「六等分」的減量法，你不妨試試看。

就是將所有的飯量、菜量都分為六等分。一次只吃六分之一的量，而且要充分咀嚼。吃完了以後，休息十分鐘。利用這段時間再去做平常的工作，然後再吃六分之一，再休息十分鐘。這樣大概需要花一個小時吃完一餐。這樣一來，減少了全部的食量，分為六次吃完，一樣有滿腹的感覺。

但是在休息時，絕對禁止吃其他東西。

這樣每次只吃六分之一，持續幾次後，食量會變小，最後還會剩四分之一。而根據彼得竹西先生的經驗，他則是瘦了六公斤。

但是，壓抑了滿腹感，反而會更想吃。如果又有食慾的時候，就告訴自己「慢慢咀嚼……」然而這實在很難熬。

因此，不妨用下列的方法：

「先三口，慢慢嚼」，這是利用速度來控制口腹之慾。在口中慢慢嚼，等到肚子餓的時候再吞進胃裡。但要如何能放慢速度呢？

「吃一口就放下筷子。」

當筷子放在口裡時，大概每個人都只想著「快點吃完吧！」因此，把筷子放在一旁，慢慢嚼，讓自己有「吃飽了，過了三十分鐘後，就有飽足感」。

有時連續二、三個星期做「半斷食法」。但到了第二個禮拜，光靠茶和稀飯是不夠的，因此，就吃一些優格和牛奶，但其實仍不能滿足。然而食慾變小，去除了皮下脂肪、體力特別好。

以上就是半斷食法。但並不是什麼新的發明，不過，對於有心想試試斷食的初試者，卻是很好的方法。

●三天斷食日記

今天學到「減肥的最好方法就是斷食」。書中還說到「前三天拼命吃自己喜歡食物，吃到『看到就不想吃』最好」。

但我想這樣並不好，只要從普通的飲食習慣中斷食就可以了吧！昨晚吃過晚飯後，體重是六十五點五公斤。

第一天（三月二十一日）

・上午七點三十分：起床，像往常一樣肚子覺得很餓。

・上午八點：喝一杯茶當早餐。肚子覺得很飽。

・上午十一點：到鄉下探望奶奶。

・中午十二點：他們留我吃午餐，但我正處斷食期間，一口也沒吃，只喝了一杯茶，覺得很可惜。大家勸我不要堅持，多少吃一點，但我還是一口也沒吃。

・下午三點：喝杯茶，消磨時間。

・下午四點：肚子餓扁了。用大湯匙喝了一大杯牛奶之後，也就不再有空腹感。

・晚上五點：胃咕咕叫得很厲害，肚子真的餓到痛。含了一顆烏梅仁丹。胃痛的情況才轉好。

・晚上六點半：我實在好想吃晚餐，但因爺爺的一句話我又沒吃一口東西。他稱讚我「有毅力，夠堅強」。

・晚上七點：回家。從火車站走到家裡，共二公里，流了滿身汗。

・晚上七點半：又喝了一杯茶。肚子還是有些餓。

・晚上九點：洗完澡後就入睡了。

（其他要項）

沒吃東西，嘗一下、聞一下，都像吃過一樣。

大小便正常。

肚子餓時，連刷過牙都覺得像吃飽。

第二天（三月二十二日）

・八點：起床後秤體重，結果是六三點五公斤，瘦了二公斤，真是太高興了。

・八點十五分：精神特別好，但是肚子還是很餓。我和大家一起吃早餐。吃了稀飯、一杯茶。吃了四分之一顆酸梅，而且今天的酸梅似乎特別好吃。

・下午一點：慢慢地喝一杯茶、一杯牛奶。肚子很快地脹了，但很快地又餓了。

・下午四點：只吃一口無糖優格。也許是肚子太餓了，覺得特別好吃。

・晚上七點：本想吃一碗白稀飯，但為了營養起見，就加了甘藷。另外還喝了一杯茶、吃了四分之一的酸梅。覺得酸梅特別味美。今天又瘦了零點五公斤。

（其他要項）

今天胃不太舒服。

沒吃什麼東西，亦有脹飽的感覺。但覺得稀飯也是人間美味之一。慢慢地吃、慢慢地喝、大概花二十～三十分鐘吃一餐，讓肚子有吃飽的感覺。大小便都正常。

甘藷稀飯好像特別甜美。

我很希望我能「咬」下無糖優格，因為斷食時對甜味特別敏感，也許是真的餓了。

第三天（三月二十三日）

・早上八點：起床。

・早上八點十五分：一碗甘藷稀飯、一杯茶、二分之一個酸梅。

・中午十二點三十分：一碗甘藷稀飯、一杯茶、三分之一個酸梅。真希望明天就能恢復正常飲食。

•下午二點：喝了一杯茶。

•晚上八點：一碗甘藷稀飯、一杯茶、三分之一個酸梅、三片魚漿片、一杯番茄汁。我覺得魚漿片還蠻好吃的。雖然吃得很匆忙，但我仍記得細嚼慢嚥的原則。又瘦了零點五公斤。

（其他要項）

比起以前，今天一直想吃零食。吃了魚漿片後，覺得肚子飽飽的。

我決定就此結束斷食。因為以後會有一連串的畢業活動，最好先把身體狀況調整到原先狀況比較好。

剛開始斷食，最好參照書本。

進餐時間大約要花二十分鐘，讓肚子有飽足感。這次斷食我瘦了三公斤，但是第三天是最苦的日子。

母親說我天生是個好吃鬼，一點餓都不能忍，沒想到竟然可以熬過來。

但是數天後，看到任何食物都想大口大口地吃。

小孩還是不要輕易嘗試斷食比較好。

（註）頭一天就可以減輕二公斤，實在太令人驚訝了，可能是預備斷食的原因吧！預備斷食所做的準備就已奠下三分之一的基礎，而這時體重就已減輕了。自己一定要透徹瞭解斷食後，再決定斷食與否。絕對不可以只相信一種說法，要多參考其他說法。

4.氣喘痊癒了——俄羅斯的例子

下面引用俄羅斯尼克拉埃夫博士的話，向各位介紹海外盛行的斷食療法理論。這是記載在尼克拉埃夫博士所著《神奇的治癒力》書中的一段話。他說：

「過敏症，就是因人體先天或後天會對某些抗原產生強烈反應而引起的一種疾病。諸如支氣管氣喘、花粉過敏症（乾草熱）、蕁麻疹、昆凱氏浮腫症（在眼皮、臉頰甚至整個臉部與手腳等部位會突然產生圓形的浮腫）等都屬於過敏症。這些過敏症可藉斷食法治癒。並且在斷食之後，體內的極度敏感性也會隨之消失……」

博士又說：「在為過敏症患者施行斷食療法時，精神療法可說是最不可忽視的一環，因為這種病實際上有很大的精神因素在作祟。若能配合呼吸運動治癒支氣管氣喘，效果將會更為顯著。」

以下引用博士親臨指導的氣喘病例：

B是一位四十來歲的司機，由於職業與家庭兩方面的糾葛而引發氣喘病，並已達三級障礙的程度，這使得他意氣消沈，情緒不安，甚且無法入眠。

有一天，一陣劇烈的咳嗽後，使他想起其長兄在二十二歲時即因支氣喘窒息而死，連帶地以為自己也會窒息而死。

於是，這位B便一直抱有不久人世的恐懼心理，久而久之，症狀更加惡劣。當博士見到他時，他已陷入極度的衰弱狀態。儘管這位病人一再強調自己將會因氣喘窒息，博士仍為他進行斷食療法。

在為期三十天的斷食初期，B曾數次劇烈發病。但到了回復期，其症狀已能部份控制。出院後，便不再發作——B復活了！他的情緒趨於穩定，不再無故興奮、死亡的恐懼也由意識中消失。而且以前認為極難解決的紛爭至此也都迎刃而解。

其他，還有許多類似的例子。在在都說明要治癒氣喘病，除了利用斷食法根本改善體質外，別無他法。當然，用之於台灣，答案也是相同的。

雖然，斷食療法的現代醫師尚屬少數，但已有日漸增加的趨勢。例如，日本醫學博士今村基雄便是其中之一。

今村博士在日本《人生手冊》雜誌上曾發表三十多年來實施斷食療法的心得報告，並介紹內外科醫師所用的斷食療法。以下即是他在雜誌上刊載的部分文字：

「俄羅斯著名的精神科醫師尼克拉埃夫教授曾說：斷食療法能用來治療精神分裂症。雖然，對嚴重患者此法仍一籌莫展，但對中度患者卻能有效地治療，至於輕度的精神分裂，更能絕對根治。此外，尼克拉埃夫博士還針對其他各種慢性疾病施行斷食療法，並確定此療法在某方面來說，具有萬能性。還有，學術院會員亞歷山大·巴克洛夫也認為要有效治療胃腸腫瘍、高血壓肥胖症，斷食是最好的方法。

此外，美國森多爾博士與渥卡博士等人也是著名的斷食治療家。再如英國眼科醫師里夫、邊加明也曾以此法與素食療法治癒患者嚴重的視力障礙。而我個人也多次經由此法治療近視眼、老花眼。

至於日本醫師，施用斷食療法最為積極的要算是東北大學的九島教授了。到目前為止，教授共為數百名各類病患施行斷食療法，並於醫學雜誌上發表專題論文—斷食療法較一般心理療法、藥物療法、電子療法更為優異。其次，小田原女子短期大學的營養學教授日野厚，也依據臨床經驗極力提倡斷食。而慶應大學醫學部教授相澤豐三、東北大學榮譽教授中澤房吉亦於醫學專書中聯合發表斷食具有治療高血壓的宏效一文。

根據統計，日本國內較大的斷食道場共有十來所，每一所皆能同時容納數十名斷食者。平均每年會有數千人到道場實行斷食。而那些被現代醫學所遺棄的重症患者在接受斷食後，大多由衷致謝地離開道場。這種情形，也已使得醫師或醫學界人士不得不放棄偏見，而重新估量斷食的價值。」

這段文章告訴我們目前重視斷食的醫師並不在少數。這件事實的確令人雀躍。

5. 節食與斷食一樣是鍛鍊自己

‧林林總總的斷食書籍

美國契士凱爾博士著《完全的健康》、馬克歐依著《斷食與健康》，英國卡林頓著《活力斷食與營養》，日本小島八郎著《斷食療法》，以及川津祐介所寫的節食書籍主要是介紹斷食，也包括骨盆體操。而其他的減肥節食書籍也是大同小異。

例如，瀨川瑛子的《醋黃豆減肥法》、瑪哈文朱的《使你更健美》、大場久美子的《美人粥》。

但根據減肥專家聖瑪莉那醫科大學教授戶田和正，認為減肥的重點是在熱量的攝取。他說：

「少攝取些熱量，每個人都會瘦下來。雖然有些人很容易胖，但只要少攝取熱量，一定可以瘦下來。攝取過多的熱量，用再好的方法，也瘦不下來。」

日本流行吃醋黃豆減肥，但也有人認為不可行。例如，瀨川瑛子在婦女雜誌中發表著說：「利用限制飲食、做運動來減肥，實在是相當辛苦。空腹時可以吃幾個醋黃豆解饑，但是，醋黃豆並不是節食的主要方法。我想有太多人誤解我所主張的醋黃豆減肥法。」

另外，其他有關節食的書籍，大多主張減食、短期斷食、少攝取熱量、吃魚漿片……這些方法大同小異。

斷食在世界宗教界也頗為流行，其起源是釋迦牟尼、耶穌、基督、穆罕默德等宗教家，利用斷食，以求與神佛一體，力求頓悟生與死等問題。

印度的瑜伽功，亦有辟穀斷食之說，而弘法大師、日蓮上人等為拯救民間的苦難，為悟出其中的道理，不停地修業。在空腹時，反而頭腦更清晰，能慢慢地悟出道理。

根據一些做過斷食的人表示，他們斷食時，工作反而更順心。

三笠會館董事長谷善之蒸就說：「當時糖果銷路不好時，我真的不知道該怎麼辦才好。到了成田山斷食道場做了二十一天的斷食，很奇怪地卻出現不可思議的事——佛（祖）跟我說：『在赤坂的一家日式餐廳附近，會帶給你好運。』結果給我帶來不少財富。」

另外，如二宮忠八在琴平宮斷食三天三夜，終於一償宿願地發明了飛機。

斷食本來是為求頓悟等精神面的修業。從應用面來看，許多國家設有斷食治病的醫院，如柏林的一家斷食醫院；日本有幾十家斷食療；美國的克拉斯綜合醫院，德州療養所，澳洲雪梨的健康中心等，都是以斷食治病而名揚內外。

●生病斷食、過胖節食，如同鍛鍊自己

現今由於美食而營養過剩，得胃腸病、肝臟病的人越來越多，這都是因為「吃得太多」。

這裡所要介紹的是日本西勝造的斷食法。這時的斷食已從精神修業轉為治病。但到了最近，由於營養過剩，女性為求健美、苗條的身材，才藉助節食、斷食、運動來達到目的。

斷食從治病到減肥，雖然目的不同但方法相同。斷食可去除多餘脂肪，因此不僅可減肥，還可以減少罹患成人病的機率。但最近也越來越多人認同斷食在精神層面的價值。

斷食可以鍛鍊自己，原因就在於我們生存在太過保護的環境中，就像豆芽般柔弱。而無法承受饑餓、寒冷、炎熱的考驗。

由於慾望的無窮，而會產生一些不平不滿的心理。這種心理不平衡也會對人際關係產生影響。例如，產生一些不愉快的情緒。但也因此成為罪惡的淵藪。

利用斷食也可鍛鍊自己精神層面的提升。節食、斷食的方法相同，以前也許利用的目的不同，但卻又漸漸回到精神方法的修練。

第三章　斷食療法

1. 斷食為什麼有益於身心

有關這個問題作簡略的說明，歸納起來，現代人罹患生理、心理方面疾病的原因約有下列數種：

①食量過多，增加內臟負擔。

②攝取過多的酸性食品。

③攝取滯留農藥、ＰＣＢ及有害添加物的食品。

④菸酒過量。

⑤過度服用藥物及注射針劑。

⑥忙碌且不規則的生活。

⑦長久生活在都市的噪音與污染的空氣中。

⑧由於繁雜的人際關係與社會問題引起的心理壓力。

斷食的目的就是要消除這些致病原因，以重建一健康的體魄。其原理如下：

①暫時停止攝取食物，可預防因飲食過度與有害食物，而造成的疾病。

②嚴禁菸酒。

③使人暫時離開工作崗位，以獲得充分的休息。

④於空氣新鮮、水質良好之處，遠離都市的污染。

⑤隔離複雜的社會人際關係。

⑥因停止攝取食物，體內各消化系統即中止一切消化活動。原本用於消化的能量即可轉用於其他平時所忽略的內臟各部位。

⑦稍微長期的斷食可治癒疑難的病症。

斷食的根本原理就是要人們消除日常生活中的所有弊害，使生理與心理都能反璞歸真，回復到出生時的天真狀態。因此，在改造重建現代人身心健康方面，實具有卓著的效果。

如前所述，斷食具有相當驚人的治療效果。這大概也就是它吸引一般頑症患者甘冒生命危險接受指導的最大因素！其實，無論是重症患者或是身心健康者，大可抱持姑且一試的態度，放鬆心情實行斷食。

也就是說，不管自己的健康狀況如何，只要對斷食發生興趣，便可隨時進行斷食。

其次，每個人斷食的動機或許不同，但若是你有下列任何情形，就可將自己當成一「試驗者」姑且試試：

①計畫戒菸戒酒。

②想使平時無所節制的生活正常化，以休養身心。

③急欲減肥。

④急欲增胖。

⑤想擁有漂亮的肌膚。

⑥意志軟弱，想向艱難的事情挑戰。

⑦生活忙碌，渴望有休息的時間。

⑧想嚐試從未經歷過的新鮮事。

⑨患有接受醫師治療後仍未根治的慢性疾病。

⑩醫師診斷已無生存的希望。

2.健康斷食的始祖——西勝造

●西式斷食法

就如前面所敘述，斷食本是為求悟道的一種修業。但將斷食利用在醫療、健康方面，首推西勝造先生。現在的斷食論者無不受西式健康法的影響。市面上的斷食書籍，無不引用西先生的健康論。

有位日本年輕人A推薦西勝造健康法。他說：

「西勝造本是企劃東京地下鐵，但後來成為發明家。他試過三百三十三本書的健康法，然而最新的健康法，只有西式健康法。」

A常為胃酸所苦，西先生就認為這是水分不足，叫A要喝井水。

「睡前、起床時各喝一杯。飯前、吃完甜食後六個小時內喝一大杯，便能治好胃酸過多的毛病。喝日本清酒時，必需喝三倍的水；喝啤酒時就要喝二倍的水；喝完威士忌後，在二十個小時之內最好喝下三十倍的水。但不要咕嚕咕嚕大口地喝，最好是一cc一分鐘，慢慢地的。」

其實花一分鐘喝一cc的水，也算是一種斷食法。實行起來還真有些困難。但水如果慢慢喝還頗覺得甘甜。胃不好的人最忌諱囫圇吞棗，自此A也開始細嚼慢嚥。最後終於治好A的胃酸過多症。

在此對西式健康法、體操及其他斷食法做一介紹。

西先生所主張的斷食法，最主要以法國生物學家梅契尼高夫的理論為主。他認為：

「人的衰老是因為大腸中製造出細菌等有害物質，而引起體內中毒。」

而中國醫學中也認為：

「若要長生不老，別讓腸中生粕。」

這二種說法都深深影響西先生。

西先生就常說：「所有的病，都是因為吃得太多所引起的。吃了太多東西就產生過多的『粕』，因而囤積在體內，特別在大腸內、腸壁上。最好是喝水把這些粕沖掉。可以每天喝一瓶水鎂劑（氧化鎂），將腸子洗乾淨，沖掉體內毒素。另外也可以利用斷食來清掃腸子。」

他又以動物為例：「動物生病時，就躲在巢中，什麼也不吃，只靠自然的治癒力把身體養好。斷食可使身體停止製造粕，進而能改善體質，治癒各種疾病。」

西先生斷食常常是四十天一次，再隔六十天做一次斷食，一年中大概做七次。而他認為初行斷食的人，先試做斷食兩天，習慣後就斷食三天、四天、五天……至八天。

●斷食前的預備減食

斷食雖然沒有針刺之痛，也沒有服藥之苦，但暫時飢餓的煎熬確實難以忍受，因此，在斷食之前必須有心理上的準備。

如果沒有減食就突然斷食，由於全身的細胞急劇的產生大變化，心情將變得惡劣，肚子也會感覺異常，在斷食過程中不但痛苦，而且飢餓感的持續也讓人難以忍受。所以，減食是斷食的前奏，是斷食前預備期必不可忽視的一個環節。

逐漸減食的目的是：為了讓人體逐步適應飢餓，以減輕斷食時所造成的飢餓之苦；及讓肌體脂肪動員逐步進行，避免斷食所造成的酮體生成過多，使血液酸度過大而導致酸中毒。

因此，如果你準備斷食二天，那麼，你就需要二天來準備斷食，進入「預備斷食」期。這二天你必須減少攝食量，以防止腸胃迅速收縮，造成身體不適。但是，你斷食後又馬上吃得很豐盛，也會造成身體不適。

最好的方法是，在三日斷食的前三天，食量就減為平常的三分之二，再減為三分之一，然後進入完全斷食。

●水與洋菜

斷食的最初三天，飢餓感是難以忍受的，此時食慾非常的強烈，如果克制不住而私自進食，就不能實現斷食治病的最終目標。所以，斷食者必須從心理上克制食慾的誘惑，以堅忍的毅力克制。

斷食期間所喝的水分，大概是平常的二至三倍。而且不可以大口大口喝，大約隔一分鐘喝一cc。

斷食期間若可以每天一瓶水鎂劑（約三百六十cc），則有利於夜晚排便（但此點仍受爭議）。

斷食中常有噁心的感覺，這時可以食用洋菜。

將角柱形的洋菜一根（約七克），放入三百六十cc的水中煮，煮到剩下二百七十cc時，再放入氧化鎂三克、蜂蜜三十克。或是一根洋菜再加入二～三杯的水，最後再加入水鎂劑、蜂蜜。所做出的洋菜蜂蜜汁濃度較低，一天之內喝完。

●斷食後的復食

斷食後，食慾非常強烈，當恢復正常進食後，往往會吃得過量，因此，恢復正常飲食後還應注意節食，防止因飲食過量而影響斷食效果。

斷食結束後，一定要有補食的過程，補食食物以少量為宜，以稀、軟的流質食物為主。

切記不要在斷食結束後立即過量進食，因為斷食後的消化道食物逐漸消失，斷食結束後逐漸補食的目的，就是為了使腸胃有一個適應過程，所以，在補食期時，千萬不要過量飲食，特別是肉類和較硬的食物一定不要多吃。

斷食後的第一天，先喝淡茶，早、晚各一次，一次的量大約是一百二十克。

這時，一旦吃進任何東西，就會有很強烈的食慾，且常有克制不了自己的情況發生，在此特別呼籲。

斷食最痛苦的時期，就是復食的第一天。第二天分次吃完一碗半的稀飯。第三天再吃一碗半的稀飯和少許牛奶。再慢慢地恢復平常的飲食習慣。

如果斷食三天，也需要三天來復食，不可以一下子就恢復平常的飲食。

以上就是西式斷食法的主要做法。

另外，在進行西式斷食法時，一定要有人指導，否則還是有危險。現在在日本有十幾個西式斷食道場。

3.甲田光雄——斷食民主化的英雄

●斷食療法的科學性

斷食本是宗教上的修行，而西勝造先生將其運用到健康方面。但還有一位值得介紹的就是甲田光雄。

甲田先生本是西先生的信奉者。他考慮現代人的體質，再和科學、醫學融會貫通後，衍生另一套理論與斷食方法。

甲田先生說：

「在專人指導下，斷食效果會更好。」

於是日本全國的斷食道場增加到了幾十個地方。但是，一方面也受到各界批評為「只顧獨善其身」。之後甲田先生寫了一本《斷食療法的科學性》，向廣大的讀者群說明及提出警告。他認為：

「在日本有幾十處的斷食道場，但是，有很多人都忽略了自己的體質。而各個道場所主張的斷食法，只適合道場負責人自己。只是要求入門者配合道場的斷食方法，而不是根據自己的體質，找到合適的斷食方法。像這樣一味地盲從，只會有危險，不會有所助益。」

這的確說的很好。另外，他認為一定要重視斷食的原因是：「斷食是改善體質的秘方，而斷食的危險性就如劇毒一樣。因此，絕對不可以請一位外行人來當指導者。」

●斷食、減食健康法

根據甲田先生所寫的《斷食、減食健康法》中所說的，減食是治療疑難雜症的基本方法，但是，斷食和減食本質上是一體兩面的。

現在的社會，不必擔心營養不良，反而要擔心營養過剩、吃得過多，而且吃得太多、偏食都是造成成人病及肥胖的原因。也因此產生了許多健康法。

例如：大蒜健康法、糙米健康法、生菜健康法、枸杞健康法、蘆薈健康法……等無以數計的健康法。但是，如果不減少食物的攝取量，也絕對沒有效果。

少吃一點，讓肚子多留一點空間，頭腦會清晰，也才能增強記憶力和發明力，判斷也會較正確。相反的，吃得多的人，其記憶力、創意都容易衰退，精神容易恍惚。常容易發呆的人，平常一定吃得很多。

另外，如果少吃一點，再加上減少睡眠，對心理、身體會更好。

少吃一點能增加皮膚光澤，使皮膚更美麗。如果吃得多，相對的拉得也多，而且會製造出有毒的氣，有時會為腸壁所吸收。

減食的功效就如女性節食減肥一樣，不只是改變外形，更能增加皮膚的美麗。所以「減食才是完全的營養健康方法，每位美女都要遵守的規定」。

這類斷食法，也為一些節食專家所推崇。石塚左玄先生就說：「……少食則體壯；體壯則體輕；體輕則氣爽；氣爽則智有；智有而生巧。」

根據石塚先生的話，我們可以更深一層的做推演。

空腹生美麗。

空腹生健康。

空腹才得以長生不老。

空腹使腦更清晰。

空腹加強意志。

空腹生發明。

意志薄弱的人，或是有貪吃癖好的人，不妨藉著減食、斷食來訓練自己。就像是向神祈求一樣，以前的人為了達成願望，願用「只喝茶」、「只吃鹽」度日以償願。而現在為了求健康、長壽，可以說「每天吃的不超過一千五百卡路里」。

4. 各種斷食法

我們所主張的斷食，大致是為時七～十天。以前甚至是斷食二十一天，每天只靠喝水過日子。

實際而言，若要藉此減肥，也是苦了自己。而且一般的斷食專家，並不主張為期七天、十天的長期斷食。至於斷食的平均日數、種類，大致以甲田先生所著的書為主。

●每日斷食

從現代的生活水準和斷食體驗來看，飲食有規律並不是主要的，嚴格控制飲食才是健康的關鍵。假如一個人有規律地一天三餐都吃得過飽，則會引起體內營養物質過剩或有害物質增多而污染肌體內環境，進而危害人體健康。

相反，在控制飲食的情況下，即使一天兩餐，也不會傷害身體。因為斷食和飲食控制，避免了腸內食物的腐敗和體內營養物質的過剩，同時斷食又使胃腸得以休息，因此，每日斷食一餐會使身體更具活力。

每日是為期最短的斷食，有越來越多的人做這種斷食。這種斷食只要每天少吃一餐即可。大多數的人都是不吃早餐。例如，一些沒時間吃早餐的人：貪睡蟲、上班族、學生，大約佔這類斷食者的兩成。

但是，有許多營養學者、醫生都反對不吃早餐的斷食。他們認為早餐是一天活力的來源，應該要掌握「早餐要吃得好」的原則。

這兩者到底誰是誰非，倒是很難說得正確。我認為不吃早餐也沒什麼大不了。但有些貪睡蟲，早餐不吃，中餐卻又吃得很飽，那就失去每日斷食的意義。

每日斷食除了不吃一餐之外，每天食物的攝取量也要減少。如果不吃早餐，則昨天晚餐後至次日中午十二點，都要讓胃休息。如果中餐又大吃大喝，胃等於沒有休息。

以早餐七百卡、中餐六百卡、晚餐七百卡共二千卡為例，若要進行每日斷食，不吃早餐，則中午要一樣維持六百卡，晚餐吃七百卡，也就是每天只能吃一千三百卡。因此，胃腸吸收力增加的原因就在於此。（卡＝卡路里）

斷食的另一個目的就在於預防成人病。

不吃早餐可能比較難，不吃中餐也許就比較容易做到。

為了清除體內的有害物質，多飲水也是一種簡便有效的辦法。除了斷食控制飲食之外，還可以在清晨起床後，喝加蜂蜜的冷開水二百～三百cc，而後散步或做運動，蜜水有通便的作用，能促使大便順暢排除，這種健身法曾在日本實行過，大家不妨試一試這種淨化體內環境法。

●一日斷食

每天斷食一餐法，如果你覺得效果不佳，也可以採取斷食一日的方式。一日斷食法，就是給腸胃提供了一個休整的機會，使腸胃機能得到恢復和加強。

一日斷食是指一天三餐都不吃，三十六小時內只靠水過日子。這種方法多為專家所推崇，也是較安全的斷食方法。

武岡正曾說過「斷食一日，年輕三個月」。

其中的道理就在於三十六個小時內，至少少產了三千卡的熱量。如果吃得太多則囤積在脂肪、血管中的膽固醇等會燃燒體內的囤積物，做為能源。而斷食就是藉此清掃體內的堆積物。

有很多人主張一個月要有二次的一日斷食。但是，最好還是一個禮拜至少有一次一日斷食。而且醫生也認為這類斷食不需由專人指導，也不需要預備減食。前一天晚上的晚餐大概是平常的一半，斷食後的第一頓早餐，也只能是平常的一半。而且要細嚼慢嚥。

●長期斷食的方法

一日的斷食，只有清理腸道的作用，若要清除整個肌體內的有害物質，必須延長斷食的時間。如果每年實行一次三天以上的斷食，能使肌體內環境淨化，提升全部細胞的工作效率，達到有病治病、無病強身的目的。

為期三天以上的斷食，也不如想像中的苦。如果真的做不來，也不要急著否定自己。一旦有倦怠感、無力感、頭痛、噁心嘔吐、吐血……等症狀時，就一定要藉助醫生、X光……等醫療器具。因此，體弱的人要特別用心，如果做得不好，還可能會做到不可收拾的地步。

另外，復食期間如果禁不起誘惑，也會吃出人命的。

現代人最好不要輕易嘗試長期斷食。在此，有必要介紹其中具體的方法及注意事項。這是根據太田芳夫先生所出版的『七日斷食健康法』。

工作一小時，休息十分鐘。

工作四小時，休息一小時。

工作十六小時，睡眠八小時。

工作六天，休息一天。

但是，這其中我們的胃、內臟，都沒有好好休息。而強制內臟休息的方法就是斷食。太田先生的七日斷食法要點如下：

①實行一週減食。

②實行一週完全斷食。

③實行一週復食斷食。

前後共是二十一天。平常的斷食從減食斷食（預備斷食）、復食斷食、完全斷食只佔這類斷食的三分之一，這裡是採漸進方式。

（減食斷食）

剛開始的一個禮拜，每天食量減少八分之一，菜量也一樣。就寢前喝一杯水鎂劑。喝水鎂劑之後，排便次數會增多。

到第四天時，肚子容易餓，而且好像禁不起香味的誘惑，這時請你要忍耐，第五天是最難受的。到了第六、第七天就輕鬆多了，而且體重也會開始減輕。

（完全斷食）

到了第七、第八天也就習慣了。這種斷食是藉著訓練而產生適應力。

這裡根據一位親身體驗者的經驗為例。

在進入完全斷食前，發現體重已減少了三公斤。第一天只靠水和柿子過日子，每隔三十分鐘吃一次，慢慢地吃。由於有預備斷食的訓練，所以也不覺得苦。

但到了第二、第三天，就有餓肚子的感覺，覺得四肢無力、疲憊。於是有人勸我去做十分鐘或二十分鐘的散步。

之後，又沒有餓肚子的感覺，而且心情更覺得舒暢。有人主張要走一萬步，不但具有運動效果，還可以安定精神（根據在養雞場的經驗，雖然是讓雞斷食，但也還是讓牠們出來走走，道理是一樣的）。

斷食後所有的感覺都變得敏銳。例如，食物中是否含有香料、香水、整髮液的味道，甚至體臭，遠遠地就聞到了。耳朵也變尖了，眼睛也變好了，好像也可以有更好的創意了。沒想到只是沒進食，沒想到卻變得耳聰目明了。而體力方面我仍可以游上一千公尺。斷食後的第三、第四天我一樣去游了二次。

斷食第六天時，大概是喝了水鎂劑，有很強烈的排便感。排出來的糞便是綠色的，而且量還很多，味道很強烈。之後又會覺得精神恍惚。

斷食者要特別注意夜晚排便。如果便秘長期積存在體內，也會造成衰老。

七天的斷食結束後，我瘦了八公斤。但這期間也出了濕疹，覺得噁心，而且以前骨折處也會發病。但最後在指導老師的指導下完成。這真不是一個人能完成的。

（復食斷食）

斷食結束後，覺得很佩服自己，而覺得該獎賞自己。

第一天喝了一碗七分滿的濃湯，從來不知道濃湯有這麼好喝。這些量大概是平常量的八分之一。

第二天喝一杯濃湯或茶、一個酸梅、半杯蘋果汁，大概是平常的八分之二。

但是，這時候有強烈的食慾，很想吃下手邊的東西。

有很多人就是因為這時候吃得太多而吃出人命。因此道場的必要性就在於此，可以找出誰一天到晚在找吃的。

斷食的困難，就在這時會禁不起食物的誘惑。

第三天，吃的量只有平常的八分之三。吃一碗稀飯、一個酸梅，奇異果、番茄各一個。

第四天吃一碗粥、二個酸梅、海參四條、少許菠菜、清湯。分量是普通的八分之四。

第五天只有平常量的八分之五。吃了半碗飯、麵包、烏龍麵、海參、清湯、豆腐、菠菜等，我都細細嚼過後才吞下的。

第六天的分量只有八分之六；第七天八分之七，再恢復平常的飲食。一週斷食終告結束。

斷食期間覺得頭腦非常清晰，記憶力特別好，而且精神也很集中，常有突發奇想的點子，第六感也特別敏銳。甚至認為自己有無限的潛力。

●七條式斷食法

飲用生水一項是七條式革命斷食法指導斷食的特徵。現在再將七條式斷食法整理歸納於後：

①飲用生水（山上的井水）。喝一口水後立即將少量天然鹽放在舌頭上混合唾液吞下，如此便不致有饑餓感。而且也能不依靠洋菜或蜂蜜，實行真正的斷食。

②施行食鹽水灌腸，能輕鬆地排出宿便。至於食鹽水的份量是：生水五百cc、食鹽三十公克。若在冬天，可酌量加上少許的溫水。但請注意五歲以下的幼兒只能使用五十cc至七十cc的食鹽水，十歲以上則為一百—一百五十cc。成人則增至五百

一七百cc。這就是一次灌腸的需要量。

③指導人們西式健康法、氣動調和運動、美容養顏導引法、護身道棒體操（運用劍術、杖術）、坐禪、吟誦等綜合性健康法。

④指導人們以糙米飯與蔬菜為主的自然食物療法。根據長年來的經驗，利用生水和食鹽便能排泄宿便。同時，食鹽的營養值也能緩和饑餓，使人們輕鬆地完成斷食。而且到復食階段時，身體吸收的情況將十分良好。體重雖有明顯的減輕，但體力卻不致衰弱。

這些以整體活法為主的各種健康法，是從東西方正在採行的各種健康法中加以整理改良而成的。從各方面的效果顯示它是一種能利用生命體本來的能力來促進健康的自然調和方法。

至於以糙米和蔬菜為主的自然食法——正食法，也是一種在斷食後保持身心清靜的方法。不管如何，經由斷食建立潔淨身心的基礎後再由飲食法維持健康，才是最重要的。

以上是根據一位親身體驗者的口述而來，各道場應該有不同的方式。

5. 其他斷食法

長期斷食因存在著危險性，下述方法則是緩和危險性的方法。

①果汁斷食

斷食中會引起衰弱、噁心等症狀，可以藉著喝果汁緩和。可利用蘋果、梨子、葡萄、橘子、草莓等綜合果汁，或是單純的一種也可以。水果三百克（蘋果約一個半）切片，再用果汁機攪成泥狀，然後飲用。空腹時食用，大約有三百卡，可以去除脂肪、膽固醇，但不能達到減肥效果。

適合體弱的人，持續十至十二天的斷食。

②蜂蜜斷食

約三十～四十克的蜂蜜，加入二杯水，要慢慢地喝。

一天喝三次的話，大概有三百六十卡，可以去除脂肪，但沒有減肥效果。

這種方法最適合過肥胖的兒量，可持續十天。也可治療過敏性的皮膚病，可用來治病。

③蔬菜汁斷食

這種方法多為老人、董事長所採用。早上一起床就喝一杯由菠菜、空心菜等多種蔬菜製成的蔬菜汁。

有時葉綠素如果太濃，有些人會引起胃炎。所以，可以將一杯純蔬菜汁沖淡到二至三杯。

有些人是習慣飯後喝，但卻無法發揮其效果，仍然無法將廢物排出體內。但這種斷食法卻可以改善體質，對付疑難雜症很有效。特別是痛風。

有些年輕女性還花幾萬台幣去買小球藻來吃，但只是當做三餐來吃也是沒效的。林女士就是一例。因為有痛風而買了小球藻來吃，只是照普通食品來吃，但仍治不好痛風，到最後因為鎮痛劑的副作用，不到五十歲就死了。

如果當時告訴她要配合斷食，不僅可以瘦下來，而且可以去除體內的堆積物，說不定還能治好。

④濃湯斷食

將糙米做成稀飯如糊，濾過後的湯就稱為濃湯，或是利用糙米粉做成濃湯。有人將半碗糙米約二十五～三十克做成濃湯，再加上一個酸梅，利用這個方法斷食三十五天。

平常也可食用糙米一合（約一百五十克）做成稀飯，再加上豆腐一塊、生菜一百五十克做為一日食用，大約有九百卡。

⑤洋菜斷食

這是由西勝造先生所創的。洋菜含豐富纖維，多為斷食者所推崇。也可以加入蜂蜜、鹽，那更有益健康。

⑥清湯斷食

三杯水中加入海帶十克、香菇十克、醬油三十克、砂糖三十克，煮成的湯，就稱為清湯。

有許多道場鼓勵這類斷食，早晚各一次，則不會產生空腹感。而且如果是五天的斷食，則不需專人指導。

另外，日本浜路島都志診所推行的牛奶斷食；信貴山斷食道場的硬栗斷食。還有最近健康食品、飲料盛行，因此就興起了優格斷食。還有一大堆形形色色的斷食名堂。但不管如何，以量少為最重要的前提。

第四章　東西方營養學的知識

1. 飲食過量是萬病之源

最近營養學非常發達，從病、食到營養學知識的書、論文就有數十種。以前多半是現代醫學及營養學的實踐法，而最近關於東方醫學中的吃，漸漸地多了起來。不僅引起多數人的共鳴，而且也越來越多人著手實踐。

斷食和營養學有著密切的關係，希望讀者綜合兩方的看法，運用在斷食、減肥上。

在人類歷史上，現代是一個空前繁榮的時代。相對的，我們的社會也是一個極重視飲食享受的社會。

不管各位對這種說法是否認為有誇大之嫌，但現代百分之八十以上的疾病都因飲食過量而引起，卻是不容否認的事實。而且過量攝取肉食等酸性食品，對人體更為不利。因為在完全健康的狀態下，人體血液應該保持弱鹹性；但現代人似乎想顯示自己的文明生活，儘吃些酸性食物（肉類），所以無法維持自己身體的健康。這道理是很明顯的。

而且菸酒過量更無異是火上加油，加上工作與人際關係的摩擦，更增加了人們心理的壓力。

在這種環境下，也難怪人們會萌發各類疾病了。由於一般疾病在前期並沒有什麼症狀，故大家都自以為很健康而繼續過著不加節制的飲食生活。久而久之，體內便積蓄了各種弊害，終至發病。而那些對自己健康愈有信心的人，愈有可能罹患重病的原因，也正在於此。

基於此，斷食所以能恢復健康的理由便是：

①它能排泄積存於體內的各種廢物與毒素。換句話說，即體內的一次大掃除。

②斷食的目的即是讓人體吸收與消化的器官能獲得充分的休息。人類自出生以來，消化與吸收的活動可說從未停止過，加上現代人不必要的暴飲暴食，更使得內臟疲勞不堪。事實上，只有讓內臟器官休息一段時間，才能恢復消化吸收的能力。

③斷食能使腦筋清醒、情緒穩定，及徹底解除精神的疲勞與壓力。

④斷食能淨化血液，保持它的弱鹼性，並能增加白血球數，以產生堅強的抵抗力。

當然，斷食的功效還有許多。以上四項只是舉其犖犖大者說明而已。具體地說，斷食即是在淨化受污染的人體，從而治療各種疾病，重建健康生命體的方法。打從人類創始之初，斷食即是粗食人類的一種生活點綴。至今，在這暴飲暴食的時代中，它已成為人類最後的自然健康法。

2.東方醫學中的營養學主張

首先介紹原崎勇次先生所著《不需醫生的飲食法》的中心思想。

原崎先生說：「翻閱市面上的健康書，內容都只是支離破碎。真正的一本健康書，絕不可以誤導讀者。而其中的問題就是藥品、農藥中含有食品添加劑。」

●微笑幫助消化

有人說：「人體中，心支配六成，肉體支配四成。」由此看出心的影響力。

如果覺得食物好吃，就會產生營養；如果不情願地吃下去，就會變成毒。這是因為自律神經影響消化液的分泌及消化器官的運動而來。德國生理學者甚至認為「

微笑中含有維他命和激素」。

如果愁眉苦臉，則會降低消化率百分之十；如果高興的進食，則提高消化率百分之十。另外，父母親在進餐時的態度也會影響小孩子的消化率。

現代的營養學中最主要的三大營養素中，其中以礦物質、維他命最受到重視，但卻不重視進餐的情形，其實這也是致病的原因。

•化學調味料麻痺味覺

食品公司製造化學調味料，增加味道；或是利用有毒色素包裝外表。雖然刺激了人的食慾，但也麻痺了人類的味覺，甚至會使得人們吃得太飽，卻導致內臟過度疲憊而老化。尤其一旦生病食慾減退時，醫師、家人都勸病人多少吃一點，以免身體衰弱。

但事實上這都是天大的錯誤。其實沒有食慾也是一種內臟需求。而如果只是一味地吃，也只是徒增虛弱而已。

這是多數斷食論者的主張，且漸受認定的原則。

另外，雖然鹼性不會使血混濁，但如果吃得太多也會造成酸毒症。就像在汽車引擎中加進汽油而產生黑煙的道理。腦中風、心臟病、胃腸病、癌等都不是由細菌而來，都是因為飲食過多所引起的。

飲食過多，不僅使身體虛弱，頭腦也會遲鈍，判斷力、創造力、記憶力都會減退。性生活也會受到影響。

●攝取有生命的食物

東西方醫學多數主張「吃有生命的食物如種子、豆、糙米；連骨、皮的小魚和受精卵的蛋較優」。這種說法也為美國豪斯博士和日本西勝造先生的肯定。這也是為什麼有名餐廳，常利用活魚做菜。

東京大學榮譽醫學博士二木謙三博士就曾說：「以前公雞、母雞一起養，所生的蛋都是受精卵，吃下去就有精神。但現在的蛋都不是受精卵，吃進去的都不是有生命的，花再多的代價我都只吃受精卵。」而在他的著作中也一再強調。

另外二木謙三又說：「……糙米含有胚芽的生命，又含有增強精力的激素，也含有使細胞活性化的酵素，又含有纖維對於便秘非常有效……。」

但卻有人說：「想要長壽就要多吃肉。」他們可能認為以米為主食，蛋白質不足造成營養失調，因此多吃肉就可彌補缺憾，這真是天大的錯誤。

其實植物也含有蛋白質，例如，豆類、小麥都含有豐富蛋白質。而且一些長壽者反而是違反這項理論。而今天那些「不可食無肉」的人，倒成為罹患成人病的高危險群。

上述的理論最主要是根源於東方醫學，曾一度被忽略過，但又為現在學者所推廣。

•中醫學的防病方針

中醫學歷來強調預防，在《黃帝內經》中就有了「治未病」的想法，強調「防範未然」。中醫學防病方針如下：

調養精神，避免精神刺激。精神的變化與肌體生理、病理可謂息息相關，人的精神狀態時刻影響著臟腑氣血的功能活動，從而影響正氣的強弱。如果人的精神愉快，則臟腑功能協調，氣血通暢，正氣旺盛，邪氣難於侵入。所以保持心胸開闊，避免不良的精神刺激，對於減少或防止疾病的發生，具有十分重要的意義。正如《素問・上古天真論》說的「精神內守，病安從來」。

日常的飲食、勞動與休息，對人體健康有重要的影響。飲食調勻，不偏嗜五味甘肥之品，勿過飢或過飽，不食過冷過熱食物，不飲酒無度，是為健身至壽之道，如果暴飲暴食，必然損傷脾胃而發病。勞動與休息也應適度，過度安逸或過度勞累均與健康不利。要求有勞有逸，適得其度。

3. 近代的營養學

●肉食與素食的比較

當農藥等有毒物質污染植物體時，一些有毒成分可能被植物分解轉化而趨於淨化，但有些有毒成分則能在植物體內長期積存而不能被淨化。當動物大量進食這些植物時，殘留在植物體內的有毒物質就在動物體內積累，致使動物細胞內有毒物質要比植物細胞內的有毒物質高出好多倍。

另外，動物與人類在病原微生物方面有交叉感染現象，植物與人類一般沒有交叉感染現象。因此，肉食較素食含毒素多。

肉食與素食相比含脂肪較多，而且動物脂肪含膽固醇較多，經常吃肉，可能會引起高血脂或肥胖症，吃素食則不易發生這些病症。

素食中的膳食纖維能促進腸蠕動，縮短糞便的儲存時間，膳食纖維還具有極強的吸附能力，可吸附腸中的有毒物質，也可阻斷膽汁酸在腸內的吸收，增加膽固醇的排出量。因此，素食具有降血脂、降血糖、通便、減肥、解毒和預防結腸癌等多種功能，對人體更有益。

美國衛生署調查十萬個素食者，發現「素食比肉食的人活得健康，癌症發生率較低，心臟病少得多，一般壽命均較長」。但任何事情都不是絕對的，如果人體攝入纖維過多，會降低肌體對鈣、鎂、鐵等微量元素的吸收，而引起貧血、幼兒佝僂病等。說明完全素食也並不可取。

正確的攝食習慣應該是吃的食物越雜越好，因為吃的食物越雜，人體獲得的營養物質就越齊全。

•能活到八十歲是營養學所賜

前田昭二雖是一位外科醫院的院長，但其著作《知性的素食學》仍受現代營養學所推崇，其主要論點略述於後。

在十八世紀時，日本人的平均壽命只有三十歲。當時正處饑荒時代。有東西吃的時候就拼命吃，往後的日子就只靠喝水過日子。但因長期飢餓使得營養失調，以致平均壽命只有三十歲。

等到農業發達後，日本人的平均壽命延長到五十歲，同時期歐美人的平均壽命卻已經是七十歲了。雖然農業發達，隨時都有東西吃，最多也只是維持生命所需而已。而且日本以蔬菜、米麥等澱粉類食物為主，則會因欠缺蛋白質而營養失調。而一直到戰後，歐美「蛋白質不足」的趨勢廣泛為人所知後，肉類、乳品、維他命才為普遍使用。

蛋這類食品在戰前是高貴食品，只有病人、運動員才能吃得到，但現在卻相當普遍。

在二〇〇六年WHO公布，日本平均男性的壽命是八十歲；女性是八十六歲，成為全世界之冠（台灣男性平均的壽命七十四・六歲；女性八十・八歲）。

這雖歸功於醫學的發達，但是營養學的進步，各方面的努力使得蛋白質不再成為貴族食品，這些都是不可忽視的。

●人體的百分之八十是蛋白質

腦、胃、心臟等都是由蛋白質構成。因此缺少蛋、肉類的蛋白質就會老化。因為蛋白質由二十幾種氨基酸組合而成，而各有其作用。但其中八種為植物所沒有的，體內也無法形成。這在醫學上稱為「必須氨基酸」，因為必須從肉食中攝取，因此，飲食習慣才漸走向歐美風，學他們吃肉、喝牛奶。

日本京都禪寺中有很多優秀的僧侶只活了三、四十歲。他們的菜單：

早餐——稀飯與醬菜。

中餐——麥飯、味噌湯、炒青菜。

晚餐——早、中餐的剩飯剩菜。

越是高僧則越能遵守上述的規定，偶爾吃炒海參、蝦餅以攝取必須氨基酸。因此，高僧也都不長壽。而俗僧卻常在暗地裡吃肉、魚。

另外有些人皆不攝取動物蛋白，長時期食用糙米、中藥用來治病、減肥，但終究不免於死。糙米雖含有許多養分，但蛋白質含量卻很少，尤其是「必須氨基酸」一點也沒有，而中藥卻是瀉藥。

人體虛弱、肝臟虛弱時，絕對只需要高蛋白物質。盲從地吃糙米，又吃中藥排掉體內的蛋白質，終究踏上短命之途。

但是，就因美味美食的蛋白質能輕易獲得，人就毫無節制攝食這些食品。不停的吃，造成「吃」只是滿足食慾，滿足本能需要，而不是本身需要才去吃。

而「健康」就是這樣失去的。

過食、飽食的結果就是造成高熱量症。再加上運動量少，因此，脂肪積存在腹部，心臟肥大，甚至使腦血管沒有彈性。

而素食學就是主張人以智慧抑制本能，預防成人病。有人是用減肥法。最好攝食高蛋白、低熱量食物，不要吃低蛋白、低熱量的粗食。可以吃洋菜、蒟蒻，但仍要攝取牛奶、魚、蛋等高蛋白食品。大致上只要減食即可。

•不要迷信膽固醇

根據前田醫生的經驗，減肥先從減食開始，但不可以忽略營養。豬、牛等四隻腳動物的肉較差，魚、蛋的蛋白質較好，一天要有七十克。他自己靠這個方法，三個月減輕了十二公斤，也減低了膽固醇值。

但前田先生仍警告說：「不要迷信膽固醇。」

膽固醇常被誤認為動脈硬化、心臟痲痺的元凶，因而有人認為「不要吃蛋，不要吃肉」其實這是錯誤的。

膽固醇是維持生命非常重要的物質。因為膽固醇在腦或神經中是製造激素、膽汁、細胞膜等重要原料。如果缺少膽固醇，則會引起腦中風、骨質疏鬆症。

但是，膽固醇過多時就會引起動脈硬化、心臟肥大。因此，人到了中年應該常量膽固醇值，以一八〇左右為宜。

一天大概一個蛋，二小瓶牛奶，零點六克的鈣質，一小條魚，則鈣質、蛋白質就已足夠。蔬菜約要三百克，才有足夠的纖維素。三百克的菜約等於三條胡瓜。

•腸與便秘

普通減食者的大腸在內視鏡下會是光溜溜地。而且腸比較乾淨的人，心臟比較健康，血管中的廢物也比較少，氣色比較好而且也比較健康。

但是飽食、過食者的腸，狀況就比較差。腸壁堅硬，就會產生憩室。憩室就是腸壁的空袋，這也是引起流血、發炎甚至茸腫（黏膜上長出的小硬塊），這非常容易引起大腸癌，因此要時常注意腸的狀況。在腸狀況尚未惡化之前，要攝食一些高蛋白低熱量的食物。

但日本國立防癌中心平山雄博士則是主張肉食為主。

每日肉食者患癌而死亡的指數是六六〇；而只吃蔬菜的死亡率則是五一五。顯然後者優於前者，但雜食肉、蔬菜的指數是四九八。

方法有很多種，但如何選擇是讀者的自由。

第五章　斷食的主流

1. 消除萬病之源

●人體自癒力

斷食療法能使人體充分發揮自癒力的作用，從根本上治癒疾病。人體的代償能力是很強的，在疾病過程中，肌體經由調整原器官或其他有關器官的功能、結構、代謝來代替、補償病變部位功能的障礙及代謝失調，使其重新趨於平衡和協調，此種功能即稱為代償。

代償對肌體抵抗疾病有重要意義，所以，認為它是肌體的自癒力。

一切內外科的治療，都是以自癒力為前提的。例如，醫生在替病人動手術時，必然相信縫合傷口可以自然癒合，才能安心的動手術。如果任何傷口都不能自然癒合，外科手術也就無法成立了。內科也是如此，大部分疾病不是用藥治癒的，而是靠藥物減輕病狀、維持體溫而已，最終還是靠病人先天具有的自癒力——人體的免疫機能和解毒功能而根除疾病的。

日本斷食專家今村基雄醫學博士曾說：「我對斷食有這樣熱忱，是由於以現代醫學經過三、五年仍無法治癒的諸多慢性疾病，經過斷食就輕易地轉好的病例，看得太多。又積長年的經驗，確認：為了健康或求返老還童，除斷食之外，沒有其他方法。」

雖然目前世界醫學技術相當發達，但不明原因的被視為絕症的疾病仍然很多。事實上，在醫學上的不治之症，對人體的自癒力來說卻絕對不是絕症。

●徹底淨化大腸

如果人體消化吸收與排泄的功能極為完善，百分之七十五的疾病都可望痊癒。否則，無法排泄的廢物便會積存在腸內。

其實，腸的主要機能便是貯留糞便，而消化吸收的作用只是佔一小部分而已。以研究白血球與整腸劑著名，並曾獲得諾貝爾獎的生理學者梅基尼科夫曾說：「大腸是為野性動物行動敏捷的需要而發達的。」這也就是說：動物如在運動中排泄，往往會帶來很大的生命威脅，因此，排泄物便先在大腸中貯留，以在適當的時候排出體外。

人類是一種具有高度文明的動物，所以糞便貯留所——大腸的重要性也相對地提高。不過產生的第一個問題是：滯留在大腸內的糞便有時會附著在腸壁上而排不出體外。

而且因為大腸長期地蓄積糞便，無形中已成為黴菌最好的繁殖所。這些黴菌將會促進腐朽作用而製造有害的化學物質，然後滲入體液，侵害全身各器官。

現在，將以上所說的要點歸納如後：

①人類大腸發達的結果，使得糞便容易滯留體內。

②黴菌會在大腸內大量繁殖。

③由此而產生毒素。

④人體因吸收毒素而發生各種疾病。

前面曾經提過，一般動物都有本能性的斷食行為。因此，牠們從未發生過便秘現象。而且任憑四腳動物如何上下運動，牠們的內臟也不至於下垂。

但直立步行的人類便不同了。根據力學原理，人類內臟都會有下垂的傾向，同時，大腸重疊的可能性也很大。這也是造成糞便容易貯留的原因之一。

簡單地說，不淨的大腸乃是萬病之源。這不僅會引起與大腸相關的疾病，另外還會因毒素之吸收而引起體內各部位的病變。

梅基尼科夫曾一再地強調清除大腸的重要性。在葛洪《抱朴子》一書中也曾提過：「欲得長生，務需清腸；欲得不死，務使腸內無滓。」的觀念。

無可諱言地，斷食即是唯一有效的方法。實行斷食之後，大腸內的殘滓都將變成糞便全部排出體外，如此，黴菌也就失去繁殖的溫床了。

●斷食也能治癒這些病

不淨的大腸固然是萬病之源，但這句話也適用於與大腸關係不大的其他部位。例如，大腸因積存過多糞便而陷入閉塞狀態時，會顯著地引起腦出血。一般衰老的原因也都在此。

依據日本慶應大學醫學部川上漸博士的動物解剖報告顯示：動物若有腸閉塞，一定會引起腦出血的現象。另外，實驗也證明因腸閉塞死去的動物，其腸內黏膜都會製造誘發腦出血的毒素。

這是因為腸閉塞症會產生一種毒素通過血管達到腦部，使腦血管膨脹、破裂。而斷食卻能針對此症根本原因，清除大腸。

同時，斷食也能治療眼睛的疾病。因為諸如白內障、眼底出血等眼疾，十之八九並非直接由眼睛本身所引起，而是由身體病變引發的。

譬如：腎臟病會降低視力，肝臟病會引起眼角膜黃變，胃病會使瞳孔邊緣歪曲等，已是醫學上的普通常識。而因廢物的堆積所造成的動脈硬化會引起眼底出血，像這些情形的根本原因可說都是不淨的大腸所致。

最近，日本不再使用眼藥的眼科醫生似有日漸增加的趨勢，也就是基於這個道理。美國也有許多眼科醫師摒棄眼藥，而由人體著手治療。但還有一種最根本的療法，那就是斷食。斷食者的眼睛會特別明亮有神，即是證明。

皮膚也屬於器官的一部分——因為它會吸收、呼吸，也能排泄廢物。身體各部位發生疾病時，皮膚也一定會覺得疼痛。

誰都知道，青春痘、黑斑、雀斑、肌膚粗糙等原因大部份都基於便秘。所以，只要能排出宿便，便能根治。至於並非因宿便積存而引起的皮膚病（雖然其最終原因也是起於宿便），也能利用斷食予以治癒。

同時，斷食後因白血球的增加與血液的淨化，可使生命體的活動更形活躍，如此便可將那些因外部感染的疾病與因發燒而發炎的皮膚病一掃而光。

此外，牙齒與腸也有很密切的關係。有時，腸內的細菌會進入口腔腐蝕牙齒與牙齦。這種情形將可因斷食後白血球的增加及血液的淨化，使口腔內的細菌喪失繁殖條件而減弱其侵蝕力量。

以上所舉，只不過是少數的例子。旨在說明像這種與大腸似無直接關係的器官所產生的疾病，也都能因大腸的淨化而根治。

2. 一週斷食一天可治百病

綜觀斷食的歷史、變遷，而產生各家說法。雖然以前長期斷食是主流，卻不適合現代忙碌的生活。更何況長期斷食還有幾分危險性。

尤其現代人的體質就像溫室裡的花朵，如果做長期斷食，就好像溫室的花在寒風下曝曬五、六天。不但沒有效果，而且還可能枯萎。

另外，時間也是另一個問題。因此，由日本豐澤豐雄所推廣的「一日斷食」就成為主流。而且這類斷食不需專人指導，可以繼續工作。

日本樫尾醫院醫師樫尾太郎說：

「一週斷食一天，可以治百病。平常都已經不易做到不暴飲暴食，雖然偶爾可以多吃一點，但有時也要讓胃腸休息。

持續的過食會造成胃擴張、胃下垂，甚至腸會膨脹。而肝臟也會因要分解過多的食物而容易疲憊。腎臟也會受到影響。另外，體內無法儲存多餘的養分，因而形成脂肪而在血管、皮膚、腦中堆積，因此常容易疲倦，引起成人病。

一星期斷食一天，能使內臟休息，消化多餘的脂肪。一星期斷食一天對每個人都是容易做到的。」

美國《生活與健康》雜誌編輯福斯醫生說：

「斷食時，我感覺到更有活力，心智更靈敏，睡得更好。」

「為了精神與身體的健康，試一試斷食吧！」

更何況人忍耐飢餓也是一種本能。斷食時可以激發內臟維持生命的力量。其實人類可以控制意志，壓抑食慾，藉著節食、斷食促使臟器活潑，促進身體健康。

從斷食中一樣可以訓練人的忍耐力，進而戰勝自己。

上述的方法值得大家深思。

3. 斷食一天年輕十歲

藤本憲幸在其著作《斷食的種種》中談到一日斷食，寫道：

「年輕時沒錢，
有錢時已無青春，
有地位時活不久，
有名時不健康，
但一日斷食讓我們全部都擁有。」

也許就是這個原因，很多斷食者都是有錢有地位的人，最近有很多年輕女性想藉著斷食減肥，可能就是認為斷食減肥法既安全又有效，又不必花什麼冤枉錢。這本書又繼續寫到：

「斷食可以年輕十歲，
增加三倍的工作效率，
五官會越敏捷，

不會有過敏症，

可以鍛鍊身心，

釋迦、基督、達摩、弘法大師、西行法師等偉大人物都是藉斷食訓練自己。」

一日斷食的方法如下：

前日減食：早餐——果汁八十cc和水。

　　中餐——不吃只喝水。

　　晚餐——濃湯一碗、乾梅子或海苔。

斷食當天：早餐——果汁二十cc。

　　中餐——水。

　　晚餐——水或果汁二十cc。

復食次日：早餐——八分稀飯和乾梅子。

　　中餐——不吃。

　　晚餐——稀飯一碗和乾梅子。

另外，減食日數是斷食日數的二分之一為原則，復食日數與斷食日數相同為原則。尤其五日、七日斷食要特別注意上述原則，而一日斷食就可以不必顧慮這麼多。

藤本還說：「現代人對於飲食的知識都很豐富，吃了含豐富維他命的檸檬成美人；吃鰻魚增加體力；吃蒜頭強精；過飲對肝臟不好；香菸對胃不好，也會因此患肺癌；現代人有必要減少鹽量、糖量。斷食使身體更健康，斷色增加性能力。」

斷食可以刺激肌體進行自身的淨化作用，改善調節系統生活的內環境，使神經纖維的傳導和突觸的機能進一步加強，從而增強調節系統的調節機能，使肌體器官系統的功能協調一致。

這些話真可說是字字珠璣。

但是，營養過多的今天，人可以隨心所欲攝食而無法忍耐，這就是過度保護而我們就如豆芽般脆弱。藉著斷食強健自己吧！

4. 年初一的一日斷食

日本朝日新聞中『窗』這個專欄，曾刊載過一些關於斷食的文章，值得參考。

熊本縣泗水町一家公立診所的所長竹熊宣孝成立「不食養生會」已邁入第十八個年頭，而且在每年元旦舉行斷食會。

有人抱著試試看的心理去報名，但從報名之踴躍，有人竟排到第三年，可見關心健康的人多如牛毛。竹熊先生主張：「健康由飲食生活起」。例如，他禁止過度使用農藥，盡力保護水的清潔，兼顧環保工作。

而其活動的內容如下：

除夕下午，參加者陸續聚集在一起，先吃麵湯，就不再進食。趁這時候大家聊天，自我介紹。有不少人是想減肥，或想讓腸胃休息而來的。

元旦當天，六點起床，在阿蘇山附近協助麥田工作。雙腳踏在成熟的麥子上，胡亂地踩。黃昏，在公共溫泉沐浴。雖說如此，但仍舊很累，感到特別飢餓。

第二天早晨起床時，無力感加重，講話都沒力氣。

企盼的九時，終於到來。一小杯的甜酒都能使精神百倍，中午之前又吃了碗糙米粥，就結束了一日斷食。終於體會到「吃」實在很愉快。

正式的斷食需有專人指導，一旦斷食則不需要。不必勉強一定要在某天進行斷食。或甚至組成一個「斷食俱樂部」也無妨。

5. 豐澤豐雄和一日斷食

一開始我是想強健胃腸而研究斷食。但漸漸一些有識之士意識到斷食不只是個人問題，而且攸關民族盛衰。他們認為：

「國民全都是半個病人，成人病不只發生在中老年人，年輕的一代就已經潛伏著成人病的病因。這都是長時期吃得太多、太過保護而失去適應力和抵抗力。如果再不重視這些，我們的壽命真的只有四十一歲。」

由於過度保護，因此，遇到小小的挫折就會疲勞，引發對社會的不滿，而產生一些脫離常軌的事如：自殺、殺害自己的親人等不尊重生命的行為。

斷食最基本的就是「耐住飢餓」，二、三次的斷食是多麼需要堅強的意志啊！如果全國國民都能試著斷食，就能增強民族的生命力。

真正的減肥目的，應該是擁有健美的身材。而藉著節食、減食和運動就能達到目的。

政治家、醫師、營養學者都沒發覺到，要想改善全民體弱的情形，就非得靠大家以斷食來鍛鍊。這不是單靠一個人的力量就能做到的。

我以前非常好吃而造成胃腸不好，沒想到也增加了內臟的負擔。

小時候生活很苦，平常只能吃黑麥飯和醬菜，節日時才有白米飯。有白飯吃的時候，有時都會吃到噎著了，可見有白飯吃是多麼的不容易。

等到有甜酒、炸地瓜時那更是「吃到撐」。而且形成「一看到好吃的就想吃到飽」的機械反應。一直到今天我都無法控制。

但也因為如此而傷了胃腸，曾因胃酸過多和胃潰瘍而住院三次。

出院後仍是一口一口拼命吃。對於食慾完全沒有控制的能力，覺得不控制不行時，才開始關心斷食療法。

當我開始研究斷食後，發現多數斷食論者都主張「一日斷食」。

一方面一日斷食不需專人指導，危險性低，不必考慮太多預備斷食和復食，時間上也較能配合。而且吃了一個禮拜，也該讓胃休息一天，現在都已經實施「週休二日制」，也該讓胃休息一天吧！

我在年輕時曾經是田徑選手，當時也有所謂的「間斷練習法」。那就是全力跑一段時間後，再放鬆地慢跑，反覆這二個動作，以培養速度和耐力，而且效果也很好。

我因此想出：

「相同的斷食間斷練習法，也才是斷食的主要方法。」

尤其斷食最大的目的是清除體內多餘的膽固醇、脂肪，而一週一日斷食更能順利地達成目的。

一日斷食也可做到減肥、強健、鍛鍊精神，因此我決定一試一日斷食。

一開始我預定以星期六為斷食日。

星期五的晚餐是預備斷食，只能吃平常的三分之一；星期六三餐都喝水；星期日是復食，份量也只有平常的二分之一，中餐恢復正常，星期一恢復正常。

當我向妻子說明時，她卻笑著說我一定做不到。

到了晚餐時候，有麵湯、煎蛋、炒菠菜、生魚片，看到這些菜餚，我真不知如何取捨。結果我全部都吃，但份量只有平常的三分之一，而且不斷地用「胃比麵湯重要」來警告自己不可以吃太多。

晚餐後還有甜點——一小口蛋糕。我正猶豫不決時，我想：反正只有一小口，吃了也不到二分之一。但是斷食就是被這二分之一破壞的。

以前有胃病時，常要吃到八分飽，但是，就因為「再一口」而超過食量，只好利用消化劑。施行斷食時，就必須嚴格執行，不可因為多吃一口而破壞。八點看連續劇，肚子感到很舒服，雖然沒有空腹的喜悅，但可以感覺到胃很舒服。

第二天早上，早餐是茶和酸梅。我覺得自己蠻可憐的。但要忍耐。到了十點肚子就在唱空城了。想到中餐、晚餐都不能吃，覺得很苦惱。

中午十二點時，孫子又說：

「爺爺今天是我的生日，快來二樓開慶祝會。」

我想我只上去喝一杯茶就走了。但是，大家都吃蛋糕吃得津津有味，我又難抵擋食慾，吃了一口蛋糕後，此時食慾猶如決堤的水壩，中餐又吃了一碗八寶飯。

第一次的斷食終告失敗。

晚餐雖然只吃一半，但是一日斷食還是很難做到。

6. 向每日斷食挑戰

第一次一日斷食失敗後，我告訴自己還要多努力，首先向每日斷食挑戰。

每日斷食是減掉三餐的其中一餐，而到底減掉那一餐較好呢？多數斷食論者主張刪掉早餐，但多數醫生反對。因為早餐是一天熱量的來源，而且有些上班族、學生來不及吃早餐，反而中餐吃更多，這都是醫生反對的理由。

因此，取消午餐是較為可行的方法。

有的人午餐就只喝一杯果汁、一杯牛奶。慢慢地花三十分鐘喝一杯牛奶，一口一口地含在嘴裡，讓舌頭全部沈浸在甘甜的味道中。或是有人中午只吃煎蛋。像這樣的斷食一餐，每個人都能做到，而且最利於減肥。

但是，胃不好而且沒有食慾的人，做了一、二次斷食，很快地就會感覺到餓肚子的快感。

有時我中餐會不吃，而到了晚餐又無意識地吃太飽。與其如此，倒不如不要斷食。這樣胃並沒有休息，而且吃太多，膽固醇又會堆積在體內。

餐廳的定食盒餐

●約六百八十一卡

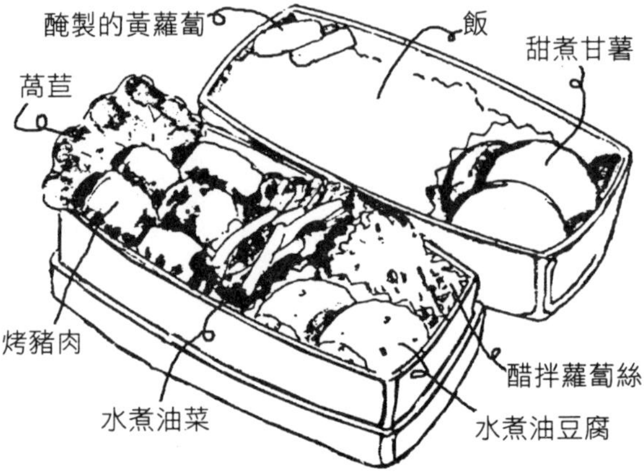

意志薄弱的人可選擇每日斷食。過胖的人，中午可以喝一杯二十cc的茶，甚至以茶當飯。減肥效果會很好，二個月減輕六公斤的事，易如反掌。

要減肥或要斷食就要從認識卡洛里（熱量單位簡稱卡）。

普通飲食若在二千五百卡左右，就會導致肥胖或營養過剩。而一般的速食餐點，一份約是六百卡至八百卡。這些食物的熱量大約用目測就可以知道。如果再加上點心則需再加二千四百卡。

普通上班族所需的熱量也差不多如此，很可能還可以走上一小時。如果小跑步的話，則可以走六公里。而對斷食者而言，一天二千卡已經太多了。

我的妻子患有糖尿病已有二十年，每天只是做些簡單的家務，辛苦程度比我走路還累，但醫師還是勸她所攝取的熱量需在一千二百卡以下。還叮囑要閱讀「糖尿病食品交換表」（日本糖尿病學會編）。

醫生還說：「健康的人如果可以做到這個程度，就不必考慮減肥。」（特別請參考一一〇至一一一頁，希望能和自己平常吃的食物做比較，而其中碗的直徑十一公分，平底盤的直徑是十六點五公分）。

日本頗負盛名的醫師永野聖司曾在富士晚報上發表一篇文章：「食物療法要從限定熱量開始」。其中指出：

標準體重是身高減一百，再乘零點九，所以身高一七〇公分的人，標準體重是六十三公斤。

有了標準體重後，缺少運動的主婦再乘以二十五；上班族或一般人則乘三十；重勞動者則乘以三十五，這就是各人所需的標準熱量。

因此，一位身高一七〇公分的上班族所需的熱量是一八九〇卡，如果想要達到這個標準，就要認真地斷食或減肥。另外常吃食物所含的熱量，請參考一一二～一一五頁。

一千二百卡

<早餐>

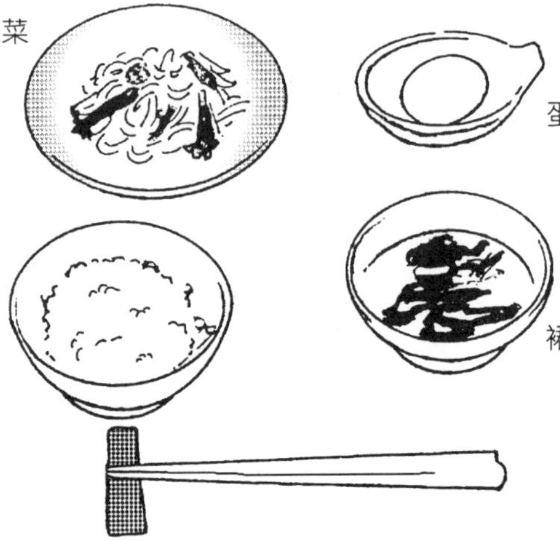
炒青菜
蛋
白飯
裙帶菜味噌湯

<午餐>

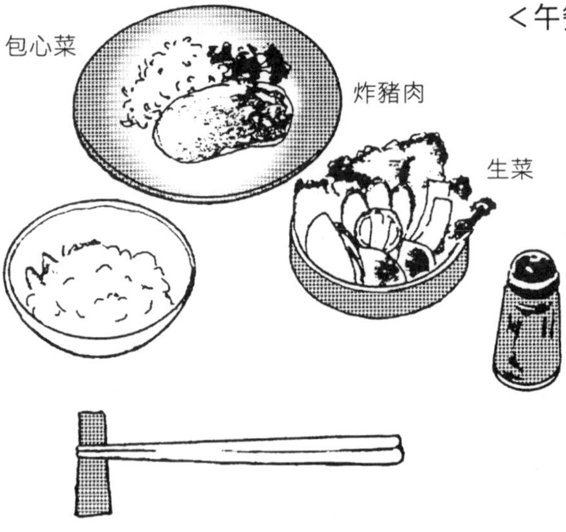
包心菜
炸豬肉
生菜
白飯

<晚餐>

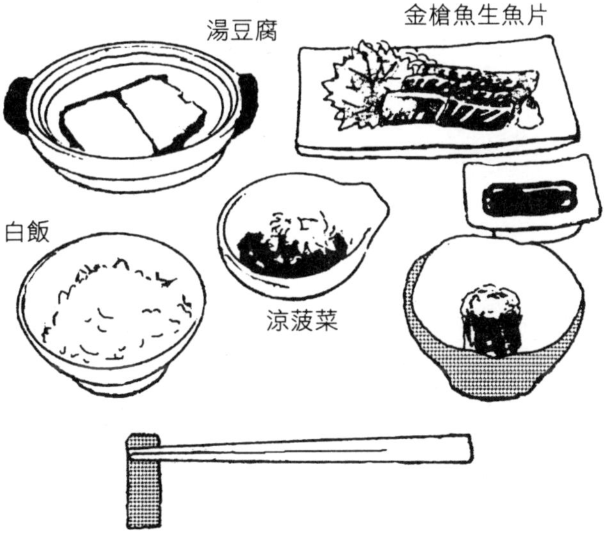

<點心>

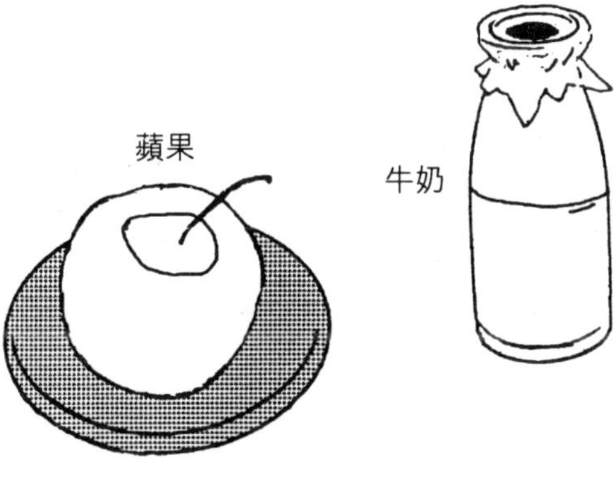

白飯

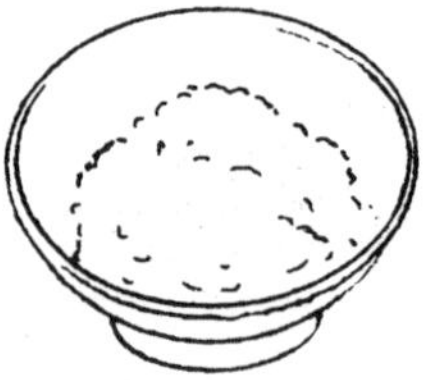

白飯半碗熱量大約八十卡

飯碗直徑十一公分（約五十五克）

飯類可用壽司、糙米、飯糰、粟、麥飯等替代。

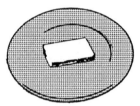

日式糕　三十克

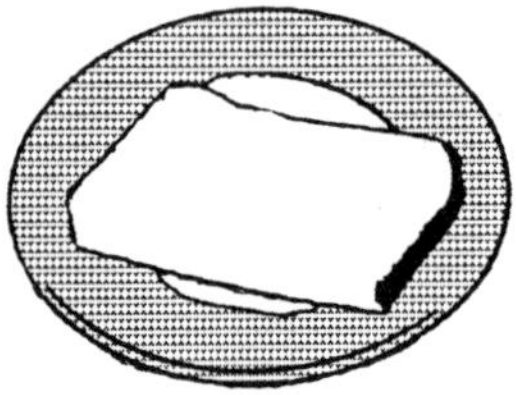

麵包　約三十克

這兩者的熱量大約八十卡

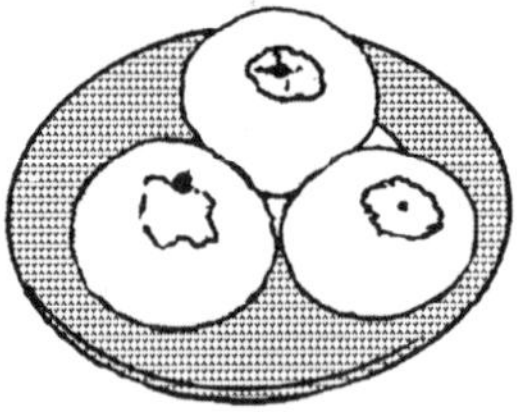

橘子　二百（三百）克

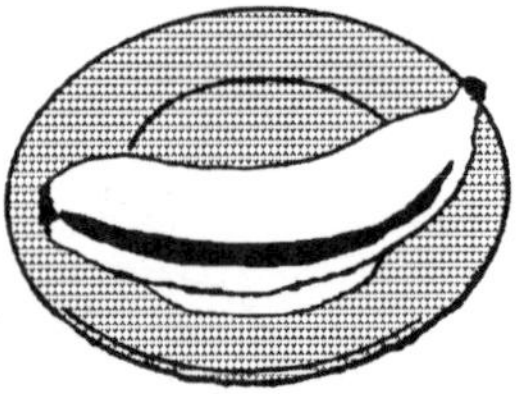

香蕉　九十（一百五十）克

三個中型橘子，一個大約八十卡，一根香蕉、西瓜一片、夏橘一個、蘋果一個、草莓十五個熱量大致相同。

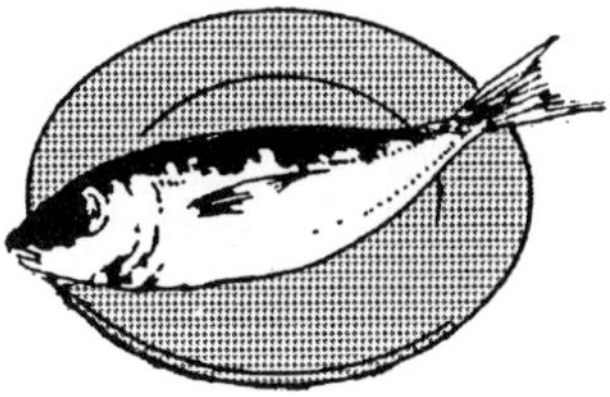

竹筴魚　七十克

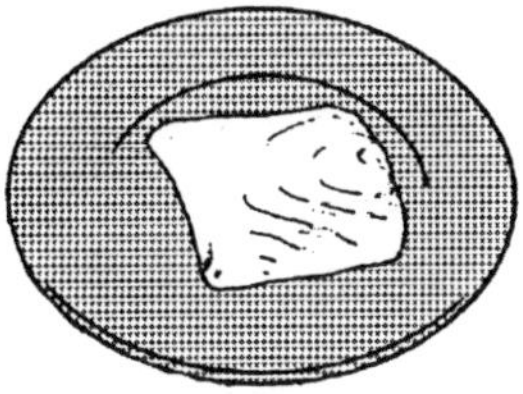

白肉魚　七十克

熬魚時大約如竹筴魚一條（約七十克）。（去骨）則有八十卡。鯛魚和鰛魚也是相同。另外將牛肉、雞肉切薄片大概也有八十卡。

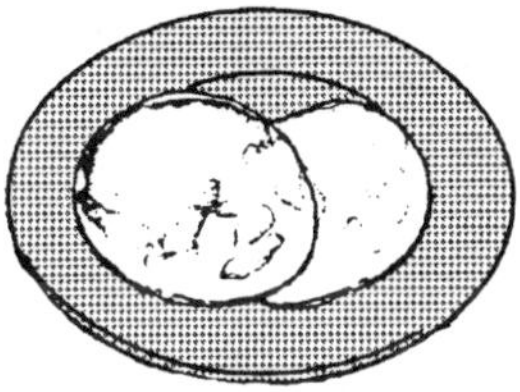

里肌肉火腿　三十克

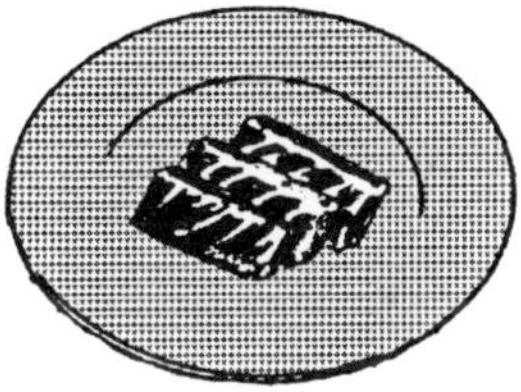

金槍魚（肥的）　三十克

但是，火腿或生魚片一小塊就有八十卡的熱量。因為水分很少的原故，起司、烤魚串、豬肉、魚乾也是同樣大小（三十克）就有八十卡。酒或啤酒也具有相等的熱量，應多注意（啤酒半小杯就有八十卡）。

加糖煉乳　二十克

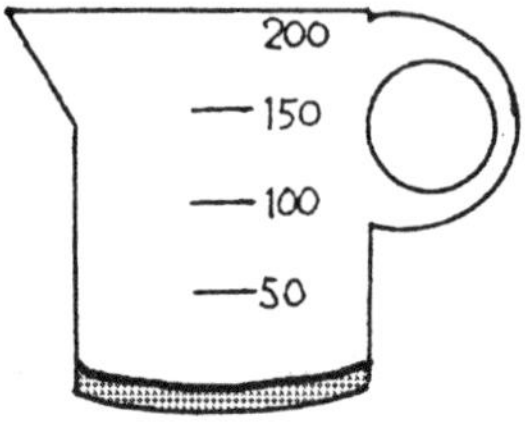

牛奶　一百四十克

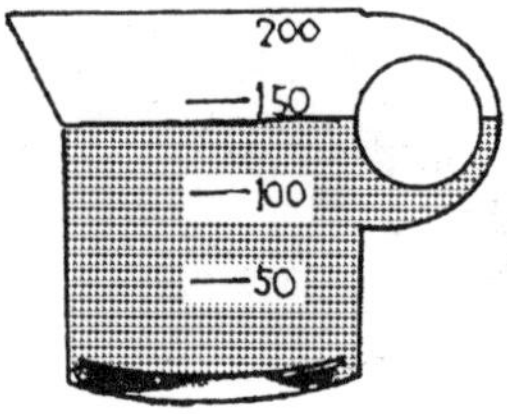

優格　一百克

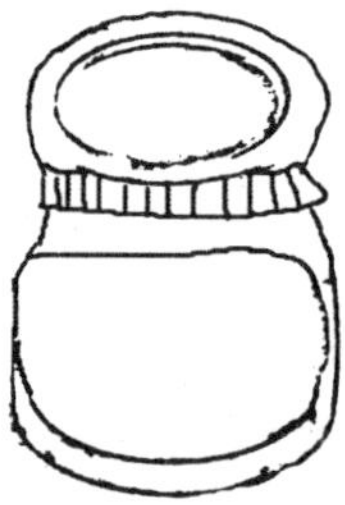

雞蛋　五十克

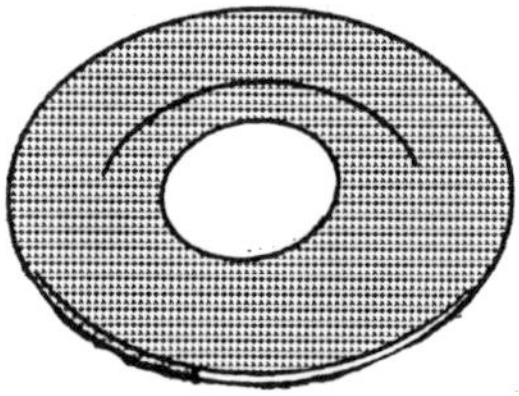

豆腐　一百四十克

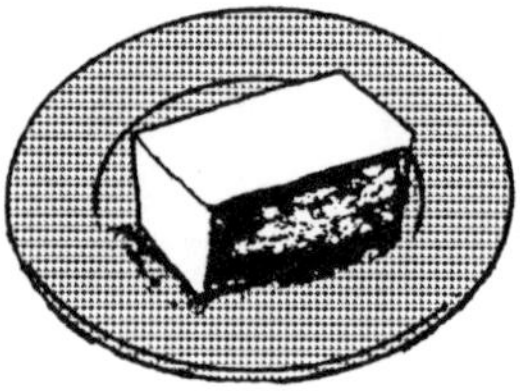

上述都是日常食用的東西，最好記住其熱量。水分較多時會看起來較大。水分少的加糖煉乳、奶粉、生奶油量少時熱量也有八十卡，這點也請注意。

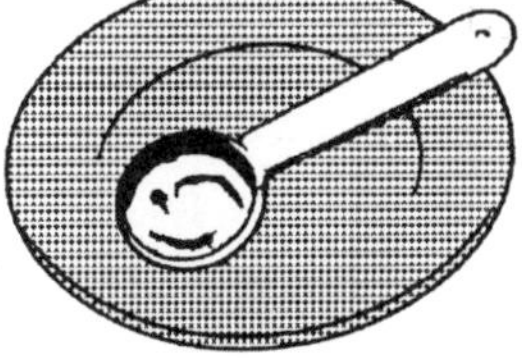

植物油　十克

絕不可大意，即使量少也有很多熱量。一小匙有八十卡。

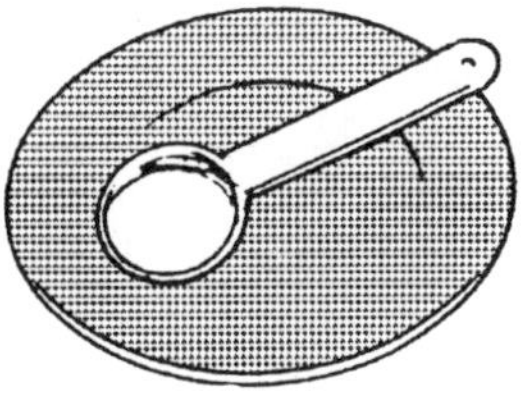

奶油　十克

水分少而含油的二十個花生或是二十片洋芋片，也有八十卡的熱量，如果吃得很快就會產生一百至二百卡的熱量。

通常都以八十卡為一單位，因為常吃的食物大概只有八十卡，這樣一來就很方便記住。

而且澱粉八十卡和蛋八十卡可以互換食用。

但有時候一大盤食物也是八十卡；一小塊也是八十卡。

例如，一大盤西瓜和一根大香蕉，吃到肚子很脹是八十卡，牛油一匙也是八十卡。

舉太多例子反而不容易記住。至於細節部分可自行購買相關書籍。

誘。

7. 再度向一日斷食挑戰

經過每日斷食的鍛鍊後，我決定再向一日斷食挑戰。而且下定決心不受任何利誘。

三月八日（星期五）

早上上班前就告訴家人明天要斷食，請他們晚餐準備稀飯給我，而今天的中餐就像每日斷食一樣是一瓶牛奶。

到了一點左右和橫溝先生洽談事務，喝了一杯可可亞，這熱量就已有一百卡以上了。

六點半回到家，七點和妻子共進晚餐。自己提醒自己要預備斷食，就只吃了半碗稀飯。然後又吃炸魚二條、貝類清湯半碗以及七個牛奶糖做飯後甜點。不過仍耐不住嘴饞，又吃了三分之一的烤鯛魚。

稀飯四十卡，小魚六十卡，貝湯三十卡，牛奶糖三十卡，鯛魚五十卡，泰國燒串三分之一，五十卡。大約是二百卡，約是平常的三分之一，後來又喝了一杯蕺菜茶。偶爾想吃點心。但是到了九點匆匆洗個澡就睡了，免得又耐不住肚子餓。

正斷食　三月九日（星期六）

今天不上班，八點起床。早餐雖已準備好，但肚子卻不餓。還是很習慣地坐在餐桌前。

喝了一杯蕺菜茶，聽說對健康有益。蕺菜算是中藥的一種，也算是名藥。不吃早餐，時間似乎過得很慢。拿出橫溝先生交給我的稿子來審稿。斷食時，會覺得時間特別長，所以，最好準備適當的工作做。

十一點時，孫女來電話邀我一同過女童節。我想去的話，又一定會破壞計劃，最後也就婉拒了，但妻子執意要去，我也只好去了。

十二點，一道道豐盛的菜餚都上桌了，對於孫女和她丈夫我只有投以抱歉的眼神，壓抑食慾只喝茶。

三、四點時肚子覺得很餓。看到供奉桌上的甜點，實在想吃。我就暫時到小河堤上散步。散步時，覺得自己的耐力已增強，我想一定可以度過最後一餐的。

下午六點回到家，妻子正在吃餅乾，她說只吃一些不會影響我的斷食，而且那時桌上還有橘子布丁。曾經減過肥的女兒也說：「布丁並沒有什麼營養，不會影響斷食。」我知道西式斷食中也認為洋菜是可以吃，所以我也很想吃。但我仍堅持只喝茶。

晚餐時，和妻子、女兒、女婿、外孫共六人愉快地用餐，我則是靠喝茶、酸梅解決晚餐。我蠻佩服自己的堅強意志。

因為空肚子洗澡容易引起腦充血，出浴時會有腦貧血的現象。所以，我洗澡時特別小心，只用溫水，而且洗得很快。洗好澡已是九點半，女兒說斷食已結束，特別為我準備洋菜。

真是謝天謝地，吃了三分之一，因為又加了蜂蜜所以可能有二十卡，但幾乎與喝茶相同。空肚子的快感，又是另一番滋味在心頭。

三月十日（星期日）

早上七點醒來，感到很不舒服。脈搏數是七十，平常只有五十三。身體感到疲倦無力，連洗臉都覺得無力。八點和大家共進早餐，只吃了半碗稀飯，煎蛋三片和酸梅。本想慢慢地吃，但一入口覺得美味無比，很快地就吃進去了。

吃了二、三口很快就有了精神，脈搏數又回到五十三，中餐又開始恢復正常。第二次的斷食終於成功，而且體重還減輕了一公斤。成功一次後，以後就不必再擔心做不到了。

從此每個禮拜的五、六、日我都實行一日斷食。身體情況越好，氣色也越好。後來因為星期六、日孩子、孫子會回來，我不想因為斷食而破壞全家團聚的氣氛，而改由星期天下午七點開始斷食。

從晚餐開始，只吃平常的一半。我儘量細嚼慢嚥，有時很想再吃，但都儘量克制自己，看電視時也覺得肚子蠻舒服的，晚上睡得也很舒服。這是一種空腹的快感。

星期一七點和家人共進早餐，但只能喝茶。平常雖對早餐沒有食慾，但因為斷食，反而食慾更強。但我還是藉著喝茶、和家人聊天而壓抑住食慾。

如同往常上班。中午十二點時，午休時間，有些同事外出用餐，有些帶飯盒邊吃邊聊天，我自己也很想吃，但我還是忍著，到外面散步克制自己。回到公司，以茶當飯，別有一番滋味在心頭。

五點半準時下班。我匆匆地下班，以防飯局破壞我的斷食計畫。和家人共進晚餐時，只能以羨慕眼光看著他們，我含了一口牛奶約二十cc慢慢地吞入。我覺得真是美味。

看電視時，覺得自己可以比平常更深入的角度去欣賞、思考，頗感意外。

寫好日記就上床睡了。但深夜二點餓到醒過來，我還是儘量讓自己入睡，也許是身體狀況好吧！所以也睡得很好。

星期二　七點吃早餐

稀飯一碗、菜湯一碗。復食期間有很多人因過食而失敗。不過，一日斷食則不受此影響。但是，我認為既然做了斷食，最好還是不要大吃大喝，而特別請家人做稀飯。其實，也只是簡單的早餐，但我很想告訴所有的廚師們，這就是早餐應該有的味道。

星期二　中餐

一到十二點，趕快到餐廳買快餐。所有的餐廳為了均衡的飲食，大致都只有六百卡至八百卡。我決心只吃一半，但又發現「沒想到快餐如此好吃」……

以上是我閱讀所有的斷食法而做的斷食經驗。除了患有重病的人外，每個人都可以做到。後來我每餐也都只吃八分飽，體重也減輕了。後來又瘦了一點五公斤。試試看吧！瘦個五、六公斤絕不是難事。

8. 滿月會健美俱樂部

•滿月會的起源

以前在英國倫敦有所謂滿月會，善男信女聚集一起賞月的社團。看著月亮引發各種構想、創意的風雅社團。這個社團也曾出現了幾位出類拔萃的人才，其中最有名的就是發現進化論的達爾文。而他也曾擔任過會長。

後來日本在一九八五年時也成立了滿月會。他們在舊曆每個月十五日都聚集在神社裡，喝著神酒，互相發表自己的創意新構想。當時會員有三十人，會費是二千日圓。

從一開始的自我介紹，每位會員在一、二分鐘內要做完，而且要讓其他會員留下最深的印象。從這個階段就足以讓會員絞盡腦汁、發揮奇想。

藉由互相切磋，大家而有所獲，因此，更能珍惜每次相聚的時間。

●健美俱樂部的誕生

滿月會是很和平且親近大自然的聚會，滿月會中有許多人收集點子而成功或參加其他比賽而得獎，或被挖角做為顧問。到後來會員減少，而一些人也因為常不記得聚會的日子，以致於缺席的人數越來越多。後來就改訂新曆每個月的十五日是聚會日。

後來我也在滿月會中提出我的斷食構想，希望會員能參加一日斷食。但沒想到三十位會員中已有九個人做過斷食，如果再加上為減肥而斷過食的人就超過半數。一方面可見現代人重視健康的程度。但這些會員沒有人肯定斷食的效果。我決定再邀會員，和我一起做斷食。

我們以滿月會聚會的第二天為斷食日，大家互相用電話連絡、鼓勵。因此，滿月會聚會當天的中餐就要預備斷食。有時滿月會會供應啤酒、果汁、咖啡、麵包、壽司、小菜等，但我都告訴自己要細嚼慢嚥。然後第二天的三餐都用茶來充飢，到了餓到受不了的時候，才喝三十cc的牛奶或果汁。到第三天也只吃一半的食量。

我將這些過程都記下來，一方面訓練自己的文筆，也做為滿月會的記錄。

長期推展下來，有越來越多人一起斷食。而且我覺得像我意志薄弱的人，如果有同伴一起斷食就更容易做斷食了。本來一週一次的一日斷食，就改為一月一次的一日斷食。

第六章　配合斷食法的各種運動

1.所有病毒素都能吐出體外

早晨起床，你是不是會覺得口中黏黏的，並且帶有臭味？這就是前一天晚餐後斷食十二小時所引起的身體變化，也就是生命體活動中的排泄現象之一。各位試想想：僅僅斷食十二小時便會引起這種程度的反應，那麼，數日斷食的情形又當如何呢？如今，你大概可以相信斷食期間體內排泄功能會更加旺盛了吧！

例如實行斷食時，很多人便會有下列各現象：

①平時酗酒的人，呼吸中會帶有酒精的臭味。
②癮君子的呼氣中有菸味，舌頭長出黑苔狀的東西且會吐出黑痰。
③如是經常吃甜食的人，會由胃中吐出甜酸的水液。
④經常注射的人，會在身體各處發生帶有藥味劑的小疙瘩。
⑤患蓄膿症的人，會流出大量滯留於副鼻腔的膿狀鼻汁。
⑥大多數的人，呼吸會帶有酸酸的食物味道。
⑦滯留於腹中的糞便、脂肪塊、寄生蟲、黴菌、黏液等都會排出體外。

總之，留在體內的毒素都能在短期內全部排出體外。這是疾病痊癒的前兆，同時也是生命體恢復健康的自然作用。這種自然自癒力作用是人類與生俱來的本能，而斷食即是要加強這種作用。

譬如，當你因工作忙碌無暇吃飯而感到胃不舒服，食慾不振時，往往會說「我肚子太餓了，所以不舒服」。

其實，這種現象是因胃部虛空，以致在收縮時引起噁心之感。對身體不但沒有什麼害處，反而能使過去消化吸收而不停工作的胃有個喘息的機會，從而發揮自然自癒力能作用。

同樣地，由於斷食期間，各消化器官因不用忙著工作，所以相對地，體內燃燒排泄作用將會開始活躍——也就是開始自給自足。因為外來的能源中斷，凡是體內能供燃燒的物質，包括廢物及毒素——都會被燃燒掉，同時也會排出體內組織不需要的廢物。

換句話說，也就是人體各組織正集體活動，並朝著最高的效率邁進。

另外，生命體還有一種本能，即是當不利於生命體的毒素侵入體內時，它會自然產生一種排斥反應而急於將毒素排出體外。但現代人因為吃得太多，遂無法讓身體這種機能得以充分發揮。這樣一來，毒素、廢物便日漸在體內積存，這無異是故意製造疾病。

為此，這些滯留體內的有害物質必須由斷食來排除，才能得到真正的健康。否則，健康只是表面的象徵，而不具實質的意義。

2.斷食是不用動刀的內臟手術

幾乎所有的人都會這麼以為：即使斷食能治癒任何疾病，但如果體內有腫瘍，總只有外科手術才能消除吧！

關於這個問題，借用醫學用語「自家溶解」，生命體本來便具有這種作用。通常，體內除了蓄積能源外，還有代謝作用產生的廢物，及已經老朽或發生病變的組織，所以，在斷食期間停止攝取食物的情況下，人體便會將這些廢物當成能源而予以燒除。說得更通俗一點，也就是一種廢物利用。

食物療法有時能治癒腫瘍的理由，也就是基於這種自家溶解的作用。而將此作用發揮到極致的方法便是斷食。

由此可見，不以外科手術便不能消除腫瘍的看法，未免太偏促一隅了。一般的外科醫師，發現惡性瘤時，大半會即行切除。然而進行切除手術之先，便須以麻醉方法強制身體陷於麻痺的狀態，因而引起大量出血。這樣對生命體是很不利的；而這種措施無法完全防止併發症的發生，也是理所當然的。

此外，一次手術將會消耗患者多少體力？同時對患部以外的各器官又會造成多大的負擔？這些你都曾經估量過嗎？

實際上，在進行切除手術時，人體會全力地維護其生命力。所以，手術後患者的體力往往已消耗殆盡而極度虛弱。若想恢復正常體力，勢必經過一段時期的靜養不可。由此可知，手術對生命體所造成的負擔是多麼的大。

對此，大部分人都會認為患部既經切除，身體承受一些負擔並無妨。然而，因一再手術而死亡的人，與經過手術後體力較以往更衰弱的人，又該如何解釋呢？

斷食所促進的自家溶解作用，在消除腫瘍時絕不會消耗體力，反會為生命體帶來新的積極反應。換句話說，即是代謝機能會益發活潑。因此，它與手術最大的區別，便是絕不會損害患者日後的健康，同時還能消除病源。

可惜的是，為癌症或惡性腫瘍所侵害的人多半會以體力衰弱為由而拒絕斷食，他們害怕斷食會使身體更衰弱。其實不然，如果能在正確的指導下實行斷食，是不用擔心會發生問題的。更何況生命體的構造絕非如此脆弱。大家儘可放心了。

當然，現代醫學也承認身體具有自家溶解的作用，但是，卻否認斷食能促進這種作用的事實。而且他們還認為作用本身是人體所無法控制的。所以，只要一遇有腫瘍，最後似乎只有切除一途。

這顯示出雖然科學已有相當驚人的進步，但在醫學方面仍停留在幼稚粗淺的地步。因此，最大的期望便是盼西醫能多注意生命體原本具有的治癒力。

3. 斷食時應注意什麼？

以下是關於實行斷食時應注意的事項。

(1)絕對不可即刻進行斷食，應先進行三至五天的減食後才開始斷食。

(2)斷食期間每天必須喝八百cc以上的生水或開水。

(3)不可整天躺在床上，要多做散步或輕鬆體操。

(4)如果確診為斷食反應時，要冷靜地對待，不可因某種斷食反應現象的出現而恐慌，更不必亂吃藥或打針。

(5)在補食期切忌快速增加食量，補食先以清淡米湯開始，再進濃米湯、粥，慢慢增加食量，切勿因想快速恢復營養和體重而過食。補食的第三、四天食慾會突然轉旺，尤其要警戒抑制自己，同時絕不可用過量的砂糖、鹽、醬油等調味食物。

(6)食慾強制發作時，要以毅力抑制。用意念控制食慾，或採取讀書、看電視或聽音樂等方式轉移注意力。

(7)斷食期間和補食期，切忌酒、菸等刺激性食物以及白糖和零食。夫妻切勿同床，不僅如此，斷食結束後一個月內也應禁止性生活。

(8)斷食的效果一般約在三個月後才逐漸顯現出來，所以補食後十天或兩週之內仍不見療效，不必失望，日久效果終會顯現的，特別消瘦者的體重恢復也是如此。

(9)斷食一週以上時，斷食期間斷食者必須有醫生監護，每天要做量血壓、測脈搏、體重等項體檢。特別是心臟病、高血壓患者，斷食期間更須有醫生監護。

斷食後最需注意的是：

不要過急的攝取固體食物和油膩食物。必須先以米湯或稀飯等流食補食，並且在食量上也是逐漸增加，不要過食。

若急忙吃下大量的食物雖滿足了食慾，但會引起胃腸障礙，亦可能影響到其他內臟的正常活動。甚至由於食物過量使空虛的腸管耐不住其壓迫，而發生腸扭轉、腸閉塞等，嚴重時會有生命危險。

不可以斷食的疾病或患者：

肺結核活動期，胃與十二指腸嚴重潰瘍導致胃腸出血常排黑便者，嚴重的精神病患者，成人體重不足三十三公斤者，不能步行的衰弱者，需要手術的闌尾炎，懷孕期間的孕婦，嚴重心臟病患者，重症糖尿病患者，慢性腎炎晚期，肝硬化晚期，惡性腫瘤等重病患者。

斷食不能收效的疾病：

連續注射胰島素五年以上的糖尿病、腎臟病且併發高血壓者，重度的心臟瓣膜症，第二、三期的肺壞疽，末期癌症等。

凡事有利就會有弊，利與弊是一體的兩面，我們既要充分認識到斷食治病的好處，也要知道不正確斷食所帶來的危險，只要重視斷食方法並使方法得當，其危險性就不存在。

4. 金魚運動和冷溫浴運動

若要增加斷食、減食的效果則需要運動來配合。許多專家都倡導體操或運動來配合。

川津祐介的著作《心曠神怡減肥法》，大半是提倡骨盆體操或伸張膝關節的運動。而瑜伽的斷食道場則在專人的指導下做劇烈運動。另外，導引術的擁護者也利用導引術配合斷食。

導引術本是東方醫學中利用穴道的醫術。由導引術所衍生的體操，是藉著運動肌肉，刺激特定的穴道及血脈，可以做到如穴道專家在穴道上治療的同等效果。

斷食是停止攝取熱量，而運動是消耗熱量，因此，兩者有密不可分的關係，其關係略述於後。

這幾年在日本廣受歡迎的金魚運動，做法是：

「早上醒來，躺在床上，拿掉枕頭，兩手交叉放在腦後，背打直，將上身和腳上拉離床，兩手左右擺動，如金魚般游泳。這個運動可以治療彎曲的背骨、調整椎

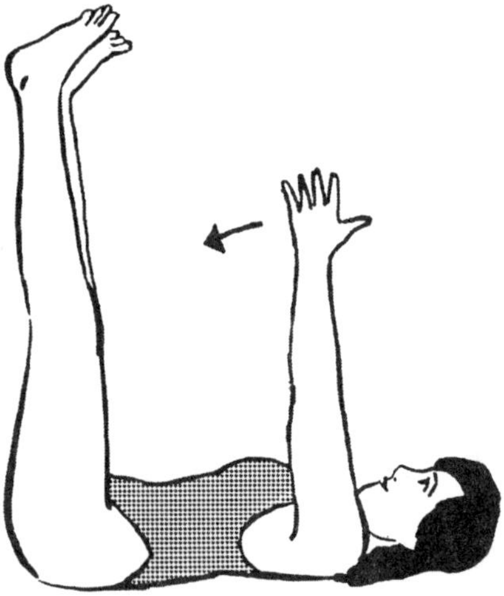

毛管運動

骨，能使骨髓多製造紅血球，也可達到整腸、治療便秘的效果，可消除腰痠背痛，可以早晚做。」

另外還有「毛管運動」，正確地說應該是「毛細管現象運動」。方法是：

躺在床上，兩手兩腳向上舉，做擺動。這樣的話，血液會急速通過毛細管，可使全身血液暢通。做一、二分鐘會使心情更好。

其次是西先生的「溫冷浴法」（或是冷溫浴法）。

例如，在溫泉區或三溫暖都一定備有冷水槽。而溫冷浴法則是交互泡在溫水和冷水中。有些只知其一的人，從溫水中出來，很快地浸入冷水中，其實這是錯誤的方法，心臟不好的人可能會有心臟麻痺的危險。

浸過溫水後，皮膚毛細管會膨脹，血管會擴張。如果一下子就浸入冷水，毛細管會收縮，血液也會驟停，而做為推動力的心臟也會受很大的衝擊。這等於是喝醉酒掉到河裡，心臟麻痺而死一樣。

因此要做溫冷浴時，一定要做西式裸體療法。就是泡完溫水前，打開門窗，讓紫外線或空氣流入室內，可以裸體或是穿上浴袍，持續三十秒。這樣血管會收縮，再到溫暖的房間，或穿厚衣物，這樣反覆十次後，再將每次待在冷、溫的狀態，時間拉長到二分鐘。這樣可以增強皮膚抵抗力，不容易感冒。而溫冷浴則是裸體療法中更高深的療法。

泡溫冷浴時要注意溫度。普通洗澡的水溫是攝氏四十一度~攝氏四十三度，冷浴的溫度是十四度。如果患有動脈硬化的人，溫度差距要更小。如果不能將全體完全泡在浴缸中，則可以舀一勺一勺的水，分別潑在腳部、腹部、胸部、肩部，要慢慢地潑。

這種溫冷浴法是藉著外界溫度變化，使血管收縮或擴張，適應外界溫度，所以不容易感冒。以前的人不容易感冒就是長期處在溫差大的環境中。而反觀我們，室內的冷暖設備太齊全了，以致於我們的調節功能都失調了，天氣稍一變就感冒了。

另外，二木謙三先生的深呼吸運動、岡田式靜坐法、班尼特的恢復青春法……

都是大同小異。與其做很多種倒不如持久力行做一、二種就好。

5. 床上運動

斷食、減肥雖然目的不同，但是，最主要都是去除多餘的脂肪、消耗膽固醇。而最好的方法，就是要靠運動。

運動可參考上述，但做運動若不認真則很難收到效果，尤其很多人一曝十寒。以下的運動，除了不受時間、場地限制，隨時可以做。不好意思到健身房、韻律教室做運動，或是無法持之以恆的人，都可以利用這套方法。而且很適合每天做。入浴健康法，可隨每人每天或二天一次，總之，一星期內總有一次要沐浴。也要持續的做。

以下所敘述的，希望以此為基礎，讀者也可以編出適合自己的體操法。

每天一醒來就做床上運動。首先姿勢要正躺，手、腳要伸直，想像一下從頭到腳尖，有一陣涼風吹過，要放鬆。可以拿掉枕頭，然後就做一些有氧運動中的頭部運動，左轉、右轉共一、二十次，不需怎麼使力。這樣一來頸動脈就會送出新鮮血

液到腦，所以頭腦會很清晰。（參考運動法1圖）

其次，頭稍仰向右轉，然後放下再轉向左，這也要做二十次，這可帶動肩上的肌肉、脖子的血管，促進血液循環，甚至可以治療背痛。再來就是，兩手在胸前合

【運動法1】

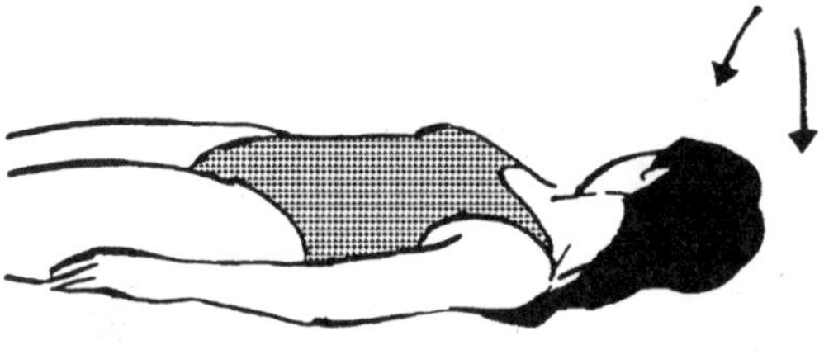

頭左右繞

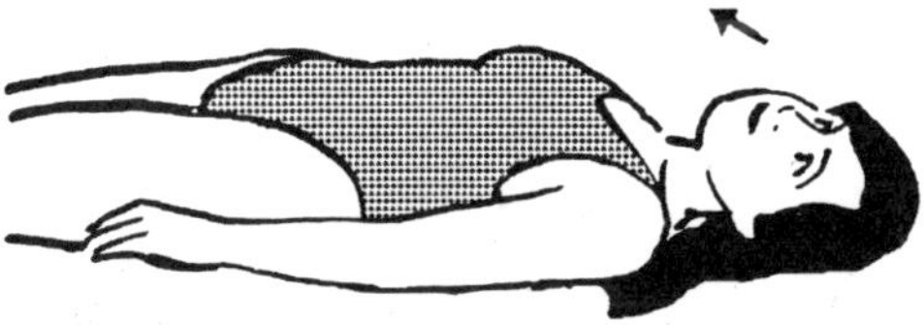

頭彎向左、彎向右

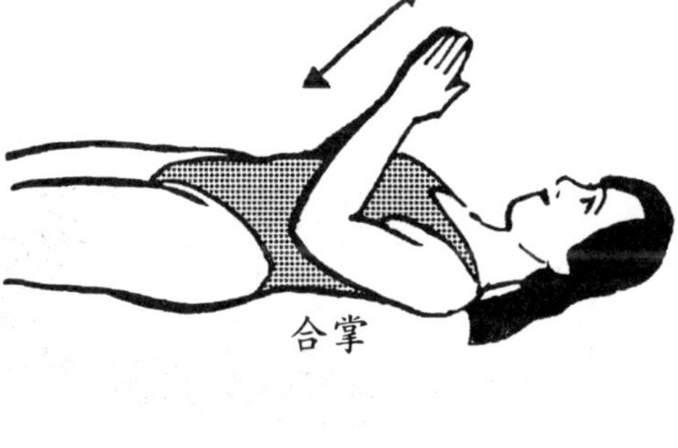

合掌

【運動法2】

用手掌摩擦兩頰、耳、左右顎

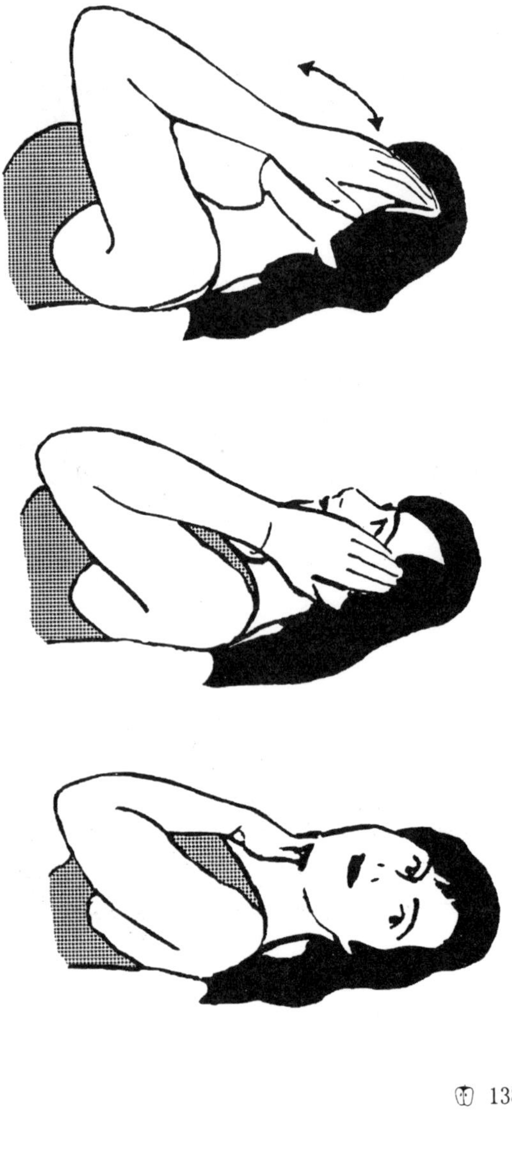

掌。這有所謂「手掌療法」，自古認為手掌會產生奇妙的能源。這種療法也叫做「經手治」。

雙手合掌後，上下摩擦到發熱，大概需要一百次，如洗臉般地摩擦臉，這時候會發熱而能產生潤澤作用。

另外也用手上下摩擦兩頰、耳朵，約一百次。做完後，單手手掌壓住左右下顎頸動脈，然後再摩擦。這也會使新鮮的血液不斷地進入腦部，使頭腦清楚，也會容光煥發。（參考運動法2圖）

【運動法3】

用五根手指邊指壓邊按摩

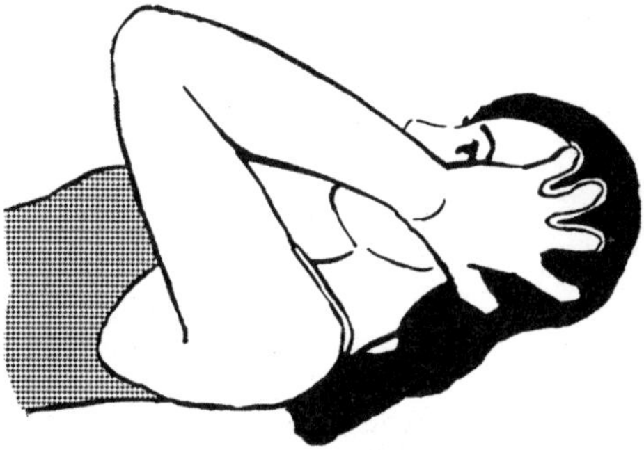

其次以五根手指按住後頸部或頭部做指壓按摩。這樣的按摩左指尖的神經可傳送訊息至右腦，而右手指尖的神經也會傳送訊息至左腦，利用指尖刺激腦神經，腦細胞就不易老化，這點也得到現代醫學的認同。（參考運動法3圖）

東方醫學中認為頭上有幾十個穴道，不管是按摩何處的穴道，每個穴道都會受影響，因此，身體各部分也都會強壯起來。例如指尖、手掌的穴道也會受到刺激。五分鐘的穴道按摩，同樣可以使頭腦聰明靈活。

正準備考試的考生也可以試一試，而且效果

很明顯。做完這些後，然後再合掌，雙手摩擦五十次。另外，平常那兒不舒服，手掌就貼上去，然後互相摩擦，會有意想不到的效果。像胃腸不好的人，常常輕壓腹部做指壓或摩擦，通常一週後就會好轉。這也可以在床上做。

再來介紹手的運動。這個運動牽連到手、肩、全身，就是西式的「毛細管現象運動」，簡稱「毛管運動」的一部分，只包括手動而已。做西式毛管運動時要連被子都踢掉，但是，事實上沒這個必要。

首先，舉雙手，手掌相對，前後擺動，順便肩、腰、腳尖也跟著動。這時會藉著擺動，血液會急速通過指尖的毛細管，身體會覺得很暢快。再來換腳動。（參考運動法4圖）

這就是導引術中「防止老化，就快點醒來」。儘量用力將腳趾往後拉，數到十後再放鬆，然後重複五次，這對背骨也很有效、心情會舒暢。導引術中認為這可以防止腿抽筋、拉傷。做這些運動後，腳趾拉傷的情形就會減少。（參考運動法5圖）

然後是躺著做「步行運動」。平躺，腳伸直，如做導引術時把足踝挺直，用右腳踵走路，要用力，放鬆後再換左腳，反覆做一百次。做這個運動中因背打直，背骨會左右相互牽引，所以會強健起來。如果背骨不會痠痛的人也可藉此鍛鍊肌肉，這也可以治好普通的腰痛。

其次是「床上正面法」。腳底相對，膝蓋左右彎曲，使勁地用腳踵碰到屁股。然後數一、二、三、四向左右張開，儘量張開。剛開始會痛且不順暢，但做多了，

【運動法4】

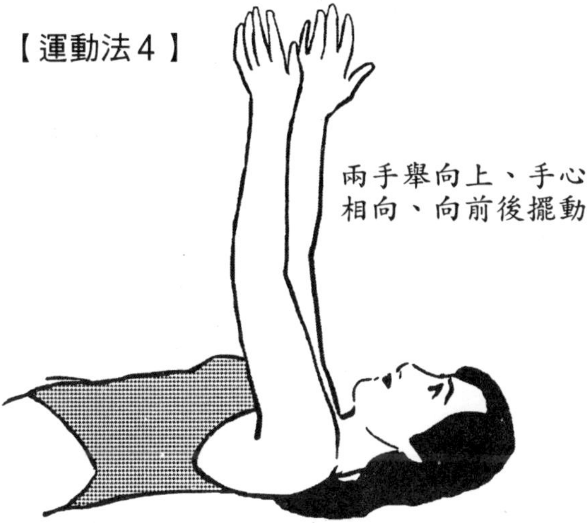
兩手舉向上、手心
相向、向前後擺動

【運動法5】

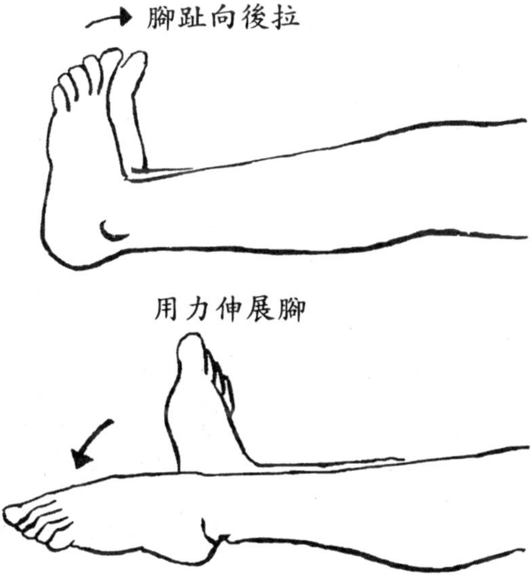
腳趾向後拉
用力伸展腳

兩腳就可以打開至一百八十度，做十次。（參考運動法6圖）

再其次是「上身運動」。兩手抱住頭，將上身略往上提，胸部彎向左，再彎向右。感覺上是用胸部的力量。平常不常運動的內臟、肌肉，可以藉機會運動而感到

【運動法6】
床上正面法

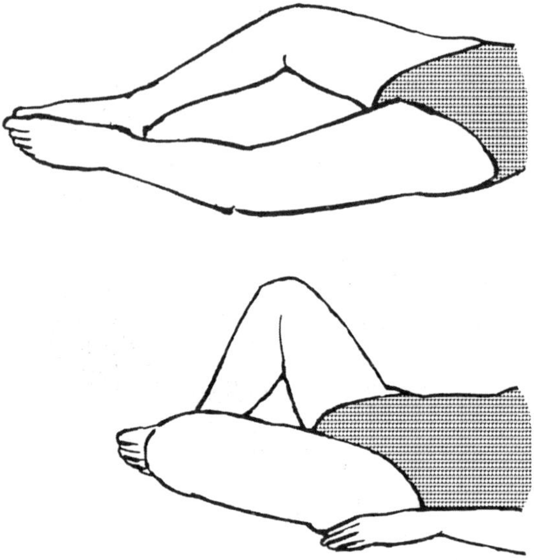

【運動法7】
胸部往左右彎

上身運動

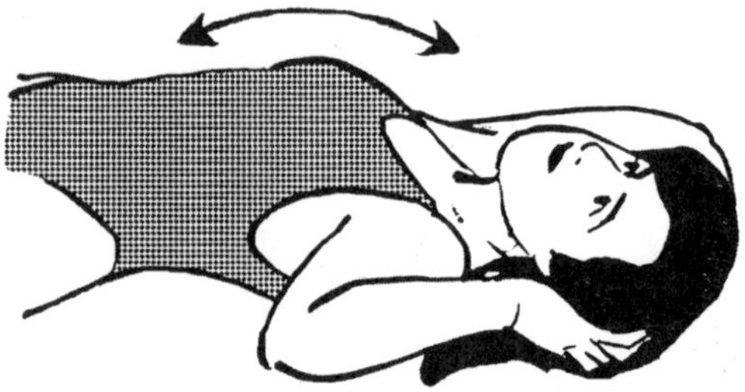

舒爽。也可加強心臟、肺功能，要連續作五、六次。（參考運動法7圖）

再下來是以腹為中心左右彎。說得確切些是以肚臍為中心，做大彎曲。這時兩肘要貼緊被子，水平張開，然後做西式金魚運動。上身和腳微微提向上，兩手抱住頭，向左右擺動，全身就像金魚般地游動。要連續做三十次，反覆三次時就會感到餓，這時一定要忍住。（參考運動法8圖）

【運動法8】
金魚運動

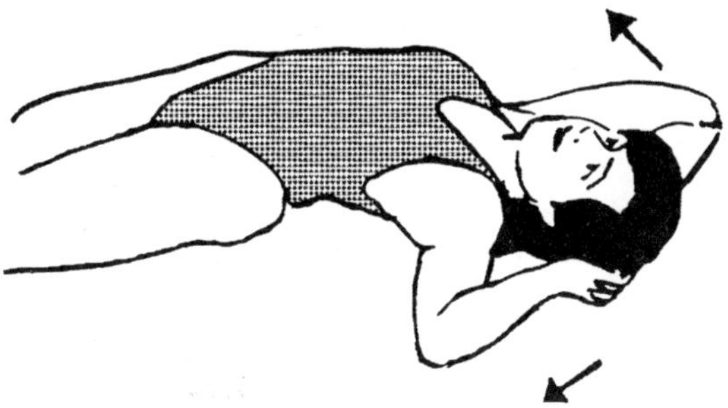

還有深呼吸運動，如僧侶坐禪方式。先仰臥，做打坐姿，手勢也要如打坐般地放好。此時要做腹式呼吸和胸式呼吸。先擴胸吸氣，然後鼓起肚子做腹式呼吸。緩緩吐氣，為了要拉長吐氣時間，最簡單的方法就是嘴唇咬成一字型，而且要拉緊，如吹簫、橫笛般地吐氣。

這時，自然肚子有力氣可以做腹式呼吸。而且肺中的穢物也會藉著吐氣而排出。

深呼吸時只要吸八分就好，而吐氣時要盡力

吐出胸內的穢物，這樣含清潔氧氣的空氣就能順利進入肺。這時血液就會輸送新鮮的氧到全身。反覆做十次。

從以下實驗中就可瞭解肺中的空氣有多髒。

在玻璃杯底中插著蠟燭，用吸管送出普通呼吸的空氣，做五、六次，燭火都不會熄滅。但如果吸了半口氣，然後使勁地呼出空氣，藉由吸管送入杯中，燭火馬上就熄了。從這個實驗中就可知道肺內部的空氣是相當污濁的。

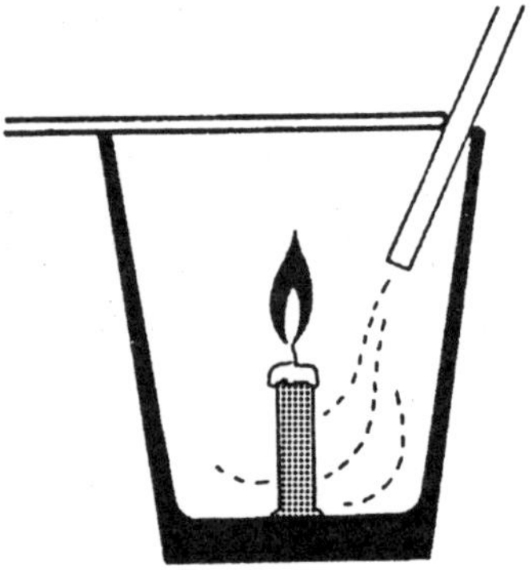

做深呼吸時要如坐禪時無雜念也可以，或像岡田式地胡思亂想，主要是做深呼吸。

到此床上運動告一段落。這時可放鬆全身，趁這個時候可以好好地計畫或發揮奇想，或是檢討自己。

也許你會想到廚房的某個地方很不方便，就試著去想出使其方便的方法。想一些無聊的事也無妨。趁著早上頭腦正清楚的時候，動動腦，也許就能想出解決的方法。

床上運動，不需顧慮他人，容易做而且效果好。做了床上運動也不必去散步、上韻律課，只要每天持之以恆地做，就能使你的肌膚更有光澤，而且能達到減肥的效果。還可以使頭腦更清晰、青春永駐，預防老人癡呆症。

你只是每天花幾分鐘想而已，說不定就能得到價值幾百萬的智慧財產。

6. 沐浴健康法

日本急速竄升為世界第一長壽國的原因，有學者認為是營養好，另一個就是喜歡沐浴，而且特別喜歡溫泉。

沐浴時全身毛細管都會膨脹，而平常養分、氧氣不易通過的細微地方也都能輸送到，且將老廢物送至腎臟。洗一次澡的效果，相當慢跑一千五百公尺的效果。

所以早晚沐浴的人，等於是一天慢跑兩次。而且浸泡在溫水中，心情會更穩定。

每天晚上，浸在浴缸中是最奢侈的享受。想在這麼舒服的環境中減肥、做體操一定可以事半功倍。以下介紹一套沐浴健康法。

自由式的腳打水

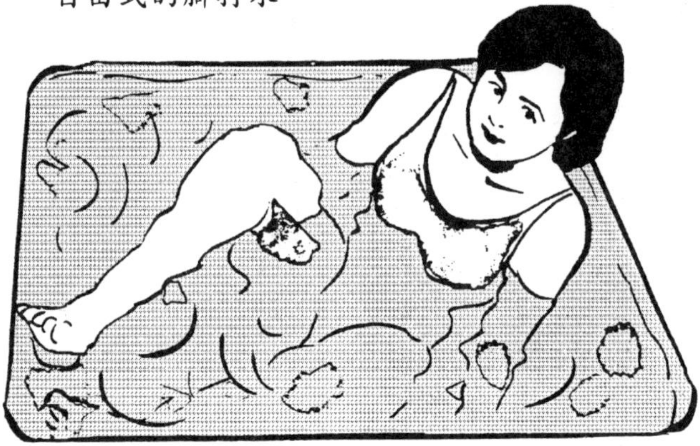

自由式的手部運動

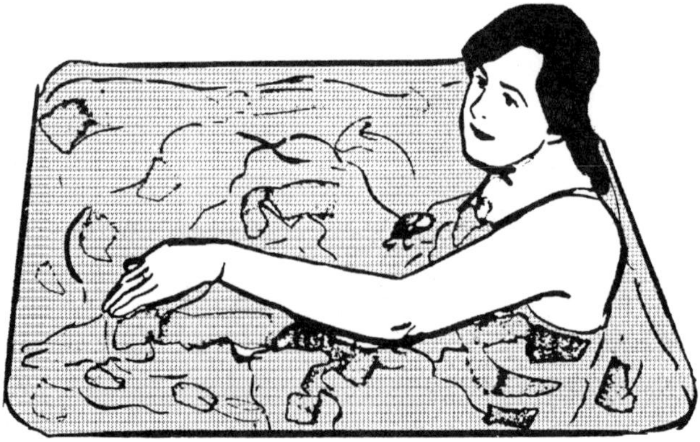

當水尚未到達高溫時，就慢慢地泡入浴缸，這時就如在天堂般，放鬆心情、開始沈思默想。這時血管膨脹，而使血的溫度升高，一分鐘內就達全身，身體也就感到溫暖。不一會兒，體溫和水溫相同。冬天中，這是最好的享受。

身體暖和後，就可以做體操了。斜擺身體，腳伸直，但腳膝還是彎著，然後輕輕地打水，水會向四方流動，熟練後就增大水的幅度。每一隻腳做一百次，會使得呼吸變得急促。要持續地做。如果呼吸太過急促，就稍作休息。再做自由式游泳的手部運動。

當手舉起時，不只是手的運動，也會帶動腹肌。要做五十次，需要用點力氣。從浴缸出來後，由腳底向大腿潑水，這就是西式溫冷浴。

再往腹、胸、手潑水，這時會打哆嗦。這是因為皮膚接受刺激而收縮，表面毛細管縮小，最後再將水潑在肩膀上。如果是老年人或心臟不好的人，則熱、冷水各半，要縮小溫差。

總之，要慢慢做。藉著血管收縮、膨脹，血液的溫度可以達到保溫效果。訓練對寒冷的抵抗力自然能鍛鍊出抵抗力而不容易患感冒。

冷熱浴各一次就可以，但西式法卻要反覆數次。潑過冷水後再入浴暖身，血管

讓上身浮起

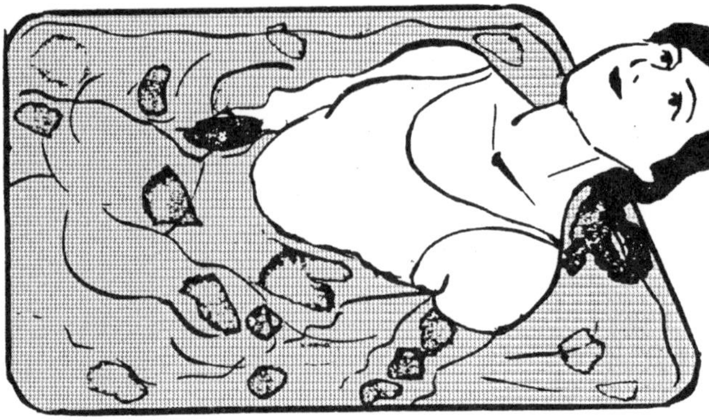

讓上身下沉

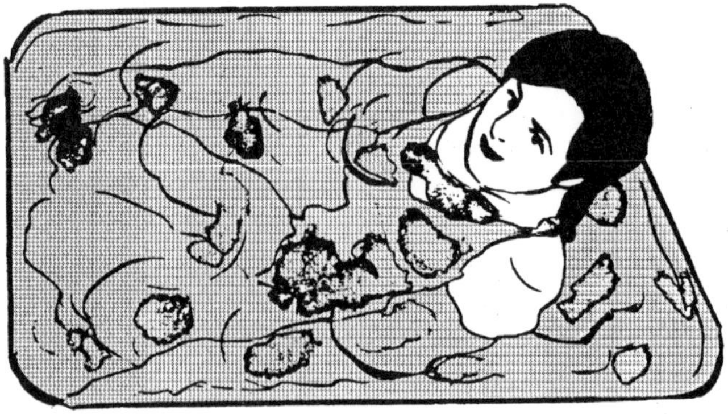

又會膨脹，然後讓身子浮起做上身運動。

伸出兩手，手掌向上，使勁地把水往下壓。靠著這樣的動作，上身會下沉，就好像自由式游泳時划不到水一樣，這個動作要重複五十次。因為在水中，所以可充分做這個動作。一方面也是溫熱的血液將積存的脂肪、膽固醇成功地消耗成能源。

這也可以使鬆弛的胃腸，變得稍具彈性，增加抵抗力。也可治好腰痛、增強背肌，不致於稍微衝擊就扭傷。脫腸的腰痛、背骨較柔弱都是因身體兩側的肌肉支撐力不夠，因此椎骨間的液體就會流出。

做了上述運動，可以預防上述症狀。腰痛時若像這樣浮在水面，一樣可以鍛鍊背肌，減少危險。這時大概就可以出浴了。

冷溫浴可只做一次，也可重複做幾次。趁身體還溫溫地，也可做指壓、按摩。例如，以五指指壓按摩腳底。而且腳底的穴道一定會按摩到。

不必管治病的穴道，所有的穴道按摩五、六次，連續做三分鐘就可以了。這樣又達到東方醫療法的效果。其次是全身指壓和按摩，就是大致地按摩全身即可。

壓下去會形成一個凹處的地方大概就是穴道。另外，背部兩側的肌肉也不要忘了指壓一下。雖然會痛，但很舒服，不妨試試。

雖然按摩穴道不一定正確，但效果大同小異。御木本幸吉先生曾說：「我的健康法是在大浴缸燒熱水，展開雙臂像游泳般划水。每一次水的抵抗，身心都會覺得舒服，每天早晚各做一次。」

這些健康法都是輔助減肥、斷食的健康法。

附錄　從斷食衍生的妙點子

斷食本是修道者為求悟道的手段。為了想瞭解人世間的生是什麼，死是什麼，而人又為什麼為此而苦惱不已，等人世間很多不懂的道理，為了讓自己開竅，先藉著斷食而產生新的想法，最後而悟道。

換成現代的流行語則是解決問題，而想出新點子的方法。

如前所述，斷食能使頭腦清晰，想像力也會變豐富、而更有創造力。

在此，也希望斷食、減肥的人在創造、發明方面能更精進。

斷食的時候，會覺得時間特別多，這時不妨多用些腦筋想一些好點子。例如，在床上做深呼吸的時候，也許會覺得不適，想想看是不是有改善的方法；坐禪時的雜念，可能也是個好點子。或許也能想出另一套健康法。

•艾瑪帶

日本田中正一先生，當知道「磁石可使身體更健康」時，每天做深呼吸時，就努力想一個好好運用磁石的方法。終於有一天想到：「將磁石放入錶帶中，帶在腕上，不就能發揮磁石的效用了嗎？」

後來他將六個磁石放入錶帶中，而造成轟動。稱為「艾瑪帶」。一個禮拜內，銷售額達到二億日圓，而雜誌也大幅報導。原本一貧如洗的田中，現在儼然是位大富翁。

●磁石絆

任職於藤本醫療器材公司的福本，聽了田中的成功例子後，又想出一個更簡單的方法「將一個磁石放入圓形繃帶中，可貼在肩部或腰部」。而稱為「磁石絆」。這又造成一大轟動，一年之中銷售額達到七十億日圓，甚至還開了分公司。這雖是幾年前的事，但至今電視等媒體還是不時報導。

本來是一貧如洗，因為想出好點子而致富的例子還不少。而且不僅身體變得更強壯，還可以致富，實在是一舉兩得。但話又說回來，斷食本是為求悟道、解決問題的修業法，如果不善加利用，也是一大損失。

●高腳碗

今井俊子母女二人都在減肥。當看到家人吃飯時都是將飯盛得滿滿地，像一座小山，而自己碗內的飯則是一吃就見底，兩者相較之下，覺得有些「命苦」。這不

墊高底的碗

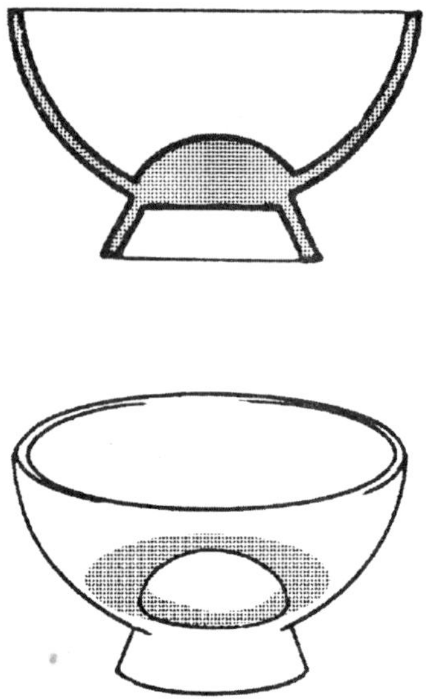

只是他們兩個，所有的減肥者都會這樣想。

於是他們就把碗底弄高，如上圖所示。即使碗內裝得很滿，但其實也只有八分滿，而能達到減肥的目的。

在日本每年年初有一項「買點子」比賽，這個發明得到了第三名，獎金十萬日圓。之後又經報紙披露後，有人願意先付五十萬訂金，再以一個三日圓的價位賣出而和今井母女訂約。

這就是發揮想像力、創造力的最好例子。

●健康糖

另外，一位在俱樂部的朋友，他特別喜歡發明一些有幽默感的東西。有一天他含著一顆像高爾夫球的圓形糖果。他就想：

「如果這是用蜂蜜作成的，應該是有益健康才對。」

後來他就將蜂蜜弄成硬塊，而做成糖果，稱做「健康糖」，銷路還不錯，賺得錢比他本來的工作薪資還多，讓他高興得不得了。

最近很流行的糖果，如果能加上藥草，或是加上增強胃部健康的成分……一定也能賺大錢。

•千年灸

住在伊吹山山下的押谷先生，他每天的工作是割艾草、弄乾艾草，賣給藥草批發商，而他發明的是「不致燒傷的千年灸」。

將藻草放入紙筒中，使用時要小心不要讓皮膚太靠近火苗。如圖示。

千年灸一年可以賣到五十億日圓，押谷先生也因此成了大富翁。另外，電視廣告中所介紹能有益肌膚的灸就是千年灸。

千年灸

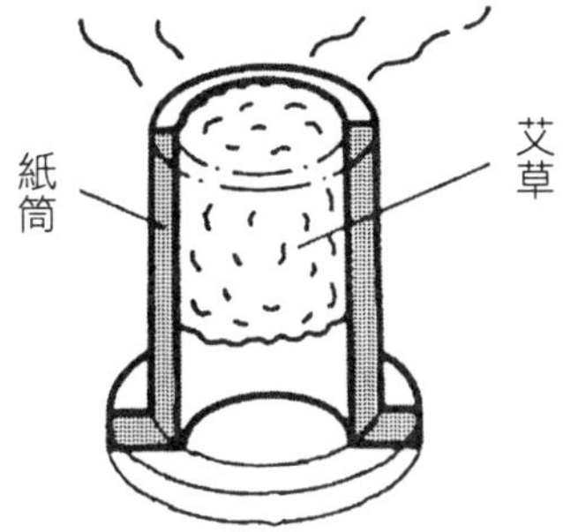

●無花果茶與蒲公英咖啡

日本香川縣的八木先生，家中種了許多無花果。他看了雜誌有關無花果的果實有益胃腸病的報導之後，就將無花果切得細細的，曬乾後做成無花果茶。後來高瀨村（町）的農協買下這個點子後，而將這觀念推行到全日本。我想每個人都能想出這個點子。

另外廣島的根本先生，聽說蒲公英的根有益健康，他就弄乾蒲公英的根，而做蒲公英茶。但是一談到茶，就有熊笹茶、枯可茶、甜茶……等，而顯得不稀奇，他就加上咖啡，而取作「蒲公英咖啡」，馬上有人先付三十萬日圓的訂金，訂上百分之三的銷售契約。

這種智慧所有權，是一筆財產，也是權利。

看了上述例子，一定也能想出好點子，應該像斷食的人一樣，要每天地深思。

大展出版社有限公司
品冠文化出版社

圖書目錄

地址：台北市北投區(石牌)
致遠一路二段 12 巷 1 號
郵撥：01669551<大展>
19346241<品冠>
電話：(02) 28236031
28236033
28233123
傳真：(02) 28272069

·熱門新知·品冠編號 67

1. 圖解基因與 DNA （精） 中原英臣主編 230 元
2. 圖解人體的神奇 （精） 米山公啟主編 230 元
3. 圖解腦與心的構造 （精） 永田和哉主編 230 元
4. 圖解科學的神奇 （精） 鳥海光弘主編 230 元
5. 圖解數學的神奇 （精） 柳 谷 晃著 250 元
6. 圖解基因操作 （精） 海老原充主編 230 元
7. 圖解後基因組 （精） 才園哲人著 230 元
8. 圖解再生醫療的構造與未來 才園哲人著 230 元
9. 圖解保護身體的免疫構造 才園哲人著 230 元
10. 90 分鐘了解尖端技術的結構 志村幸雄著 280 元

·名人選輯·品冠編號 671

1. 佛洛伊德 傅陽主編 200 元
2. 莎士比亞 傅陽主編 200 元
3. 蘇格拉底 傅陽主編 200 元
4. 盧梭 傅陽主編 200 元

·圍棋輕鬆學·品冠編號 68

1. 圍棋六日通 李曉佳編著 160 元
2. 布局的對策 吳玉林等編著 250 元
3. 定石的運用 吳玉林等編著 280 元
4. 死活的要點 吳玉林等編著 250 元

·象棋輕鬆學·品冠編號 69

1. 象棋開局精要 方長勤審校 280 元
2. 象棋中局薈萃 言穆江著 280 元

·生活廣場·品冠編號 61

1. 366 天誕生星 李芳黛譯 280 元

2.	366 天誕生花與誕生石	李芳黛譯	280 元
3.	科學命相	淺野八郎著	220 元
4.	已知的他界科學	陳蒼杰譯	220 元
5.	開拓未來的他界科學	陳蒼杰譯	220 元
6.	世紀末變態心理犯罪檔案	沈永嘉譯	240 元
7.	366 天開運年鑑	林廷宇編著	230 元
8.	色彩學與你	野村順一著	230 元
9.	科學手相	淺野八郎著	230 元
10.	你也能成為戀愛高手	柯富陽編著	220 元
11.	血型與十二星座	許淑瑛編著	230 元
12.	動物測驗—人性現形	淺野八郎著	200 元
13.	愛情、幸福完全自測	淺野八郎著	200 元
14.	輕鬆攻佔女性	趙奕世編著	230 元
15.	解讀命運密碼	郭宗德著	200 元
16.	由客家了解亞洲	高木桂藏著	220 元

・女醫師系列・品冠編號 62

1.	子宮內膜症	國府田清子著	200 元
2.	子宮肌瘤	黑島淳子著	200 元
3.	上班女性的壓力症候群	池下育子著	200 元
4.	漏尿、尿失禁	中田真木著	200 元
5.	高齡生產	大鷹美子著	200 元
6.	子宮癌	上坊敏子著	200 元
7.	避孕	早乙女智子著	200 元
8.	不孕症	中村春根著	200 元
9.	生理痛與生理不順	堀口雅子著	200 元
10.	更年期	野末悅子著	200 元

・傳統民俗療法・品冠編號 63

1.	神奇刀療法	潘文雄著	200 元
2.	神奇拍打療法	安在峰著	200 元
3.	神奇拔罐療法	安在峰著	200 元
4.	神奇艾灸療法	安在峰著	200 元
5.	神奇貼敷療法	安在峰著	200 元
6.	神奇薰洗療法	安在峰著	200 元
7.	神奇耳穴療法	安在峰著	200 元
8.	神奇指針療法	安在峰著	200 元
9.	神奇藥酒療法	安在峰著	200 元
10.	神奇藥茶療法	安在峰著	200 元
11.	神奇推拿療法	張貴荷著	200 元
12.	神奇止痛療法	漆 浩 著	200 元
13.	神奇天然藥食物療法	李琳編著	200 元

14. 神奇新穴療法　吳德華編著　200 元
15. 神奇小針刀療法　韋丹主編　200 元

・常見病藥膳調養叢書・品冠編號 631

1. 脂肪肝四季飲食　蕭守貴著　200 元
2. 高血壓四季飲食　秦玖剛著　200 元
3. 慢性腎炎四季飲食　魏從強著　200 元
4. 高脂血症四季飲食　薛輝著　200 元
5. 慢性胃炎四季飲食　馬秉祥著　200 元
6. 糖尿病四季飲食　王耀獻著　200 元
7. 癌症四季飲食　李忠著　200 元
8. 痛風四季飲食　魯焰主編　200 元
9. 肝炎四季飲食　王虹等著　200 元
10. 肥胖症四季飲食　李偉等著　200 元
11. 膽囊炎、膽石症四季飲食　謝春娥著　200 元

・彩色圖解保健・品冠編號 64

1. 瘦身　主婦之友社　300 元
2. 腰痛　主婦之友社　300 元
3. 肩膀痠痛　主婦之友社　300 元
4. 腰、膝、腳的疼痛　主婦之友社　300 元
5. 壓力、精神疲勞　主婦之友社　300 元
6. 眼睛疲勞、視力減退　主婦之友社　300 元

・休閒保健叢書・品冠編號 641

1. 瘦身保健按摩術　聞慶漢主編　200 元
2. 顏面美容保健按摩術　聞慶漢主編　200 元
3. 足部保健按摩術　聞慶漢主編　200 元
4. 養生保健按摩術　聞慶漢主編　280 元

・心 想 事 成・品冠編號 65

1. 魔法愛情點心　結城莫拉著　120 元
2. 可愛手工飾品　結城莫拉著　120 元
3. 可愛打扮 & 髮型　結城莫拉著　120 元
4. 撲克牌算命　結城莫拉著　120 元

・少 年 偵 探・品冠編號 66

1. 怪盜二十面相　（精）　江戶川亂步著　特價 189 元
2. 少年偵探團　（精）　江戶川亂步著　特價 189 元

國家圖書館出版品預行編目資料

斷食促進健康／葉燕慈主編
－初版－臺北市，大展，民 97.03
面；21 公分－（健康加油站；26）
ISBN 978-957-468-599-8（平裝）
1. 斷食療法
418.917　　97000412

斷食促進健康

ISBN 978-957-468-599-8

主編者／葉　燕　慈
發行人／蔡　森　明
出版者／大展出版社有限公司
社　址／台北市北投區（石牌）致遠一路 2 段 12 巷 1 號
電　話／(02) 28236031・28236033・28233123
傳　真／(02) 28272069
郵政劃撥／01669551
網　址／www.dah-jaan.com.tw
E-mail／service@dah-jaan.com.tw
登記證／局版臺業字第 2171 號
承印者／國順文具印刷行
裝　訂／建鑫裝訂有限公司
排版者／千兵企業有限公司
初版1刷／2008 年（民 97 年） 3 月

定　價／180 元

一億人閱讀的暢銷書！

4 ～ 26 集　定價300元　特價230元

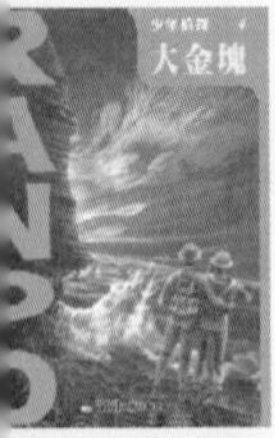

4.大金塊

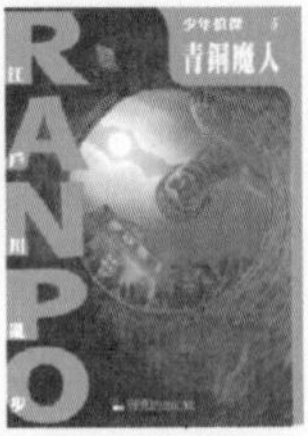

5.青銅魔人

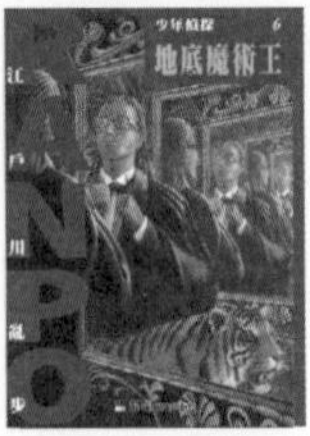

6.地底魔術王

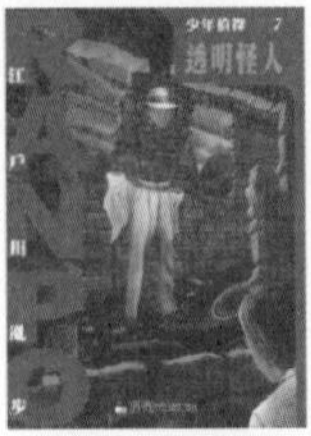

7.透明怪人

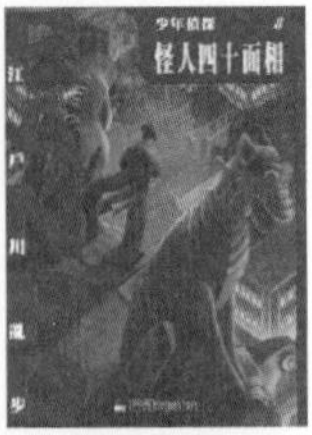

8.怪人四十面相

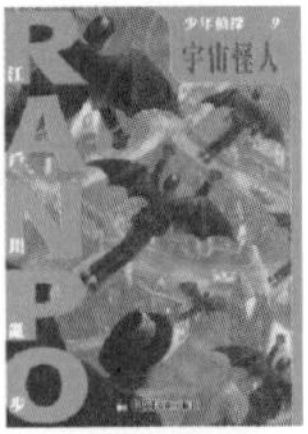

9.宇宙怪人

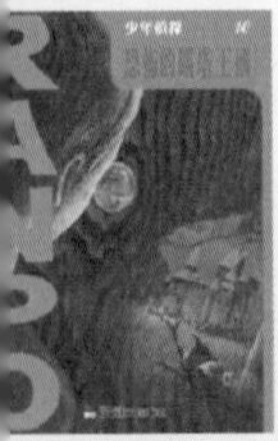
.恐怖的鐵塔王國

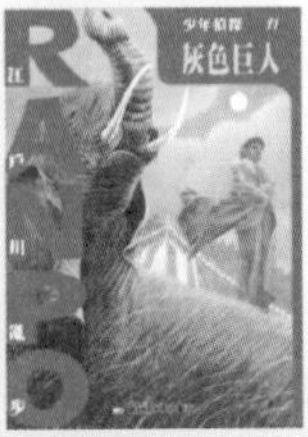

11.灰色巨人

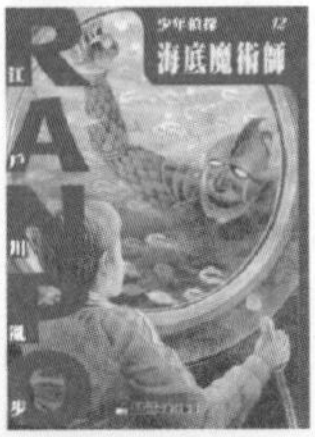

12.海底魔術師

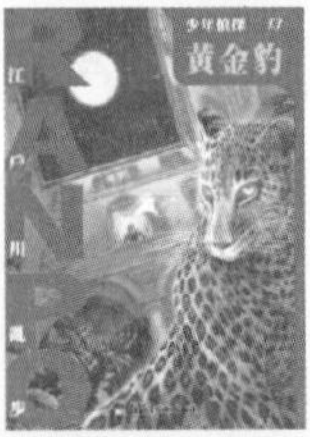

13.黃金豹

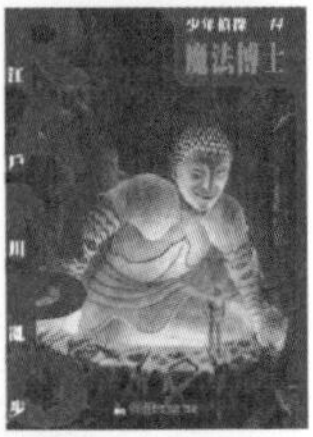

14.魔法博士

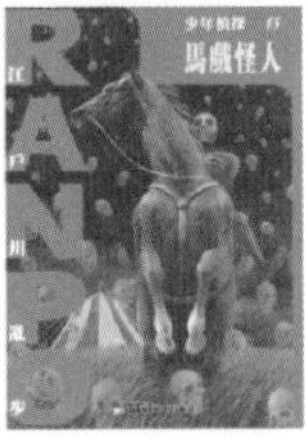

15.馬戲怪人

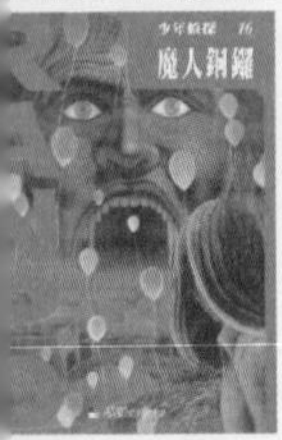

16.魔人銅鑼

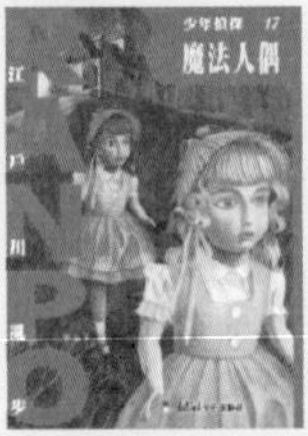

17.魔法人偶

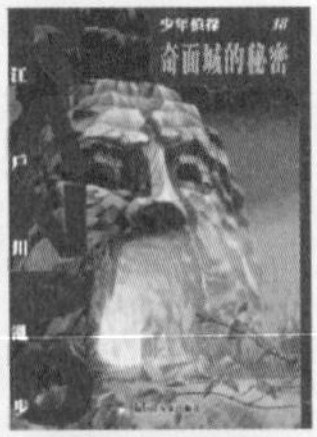

18.奇面城的秘密

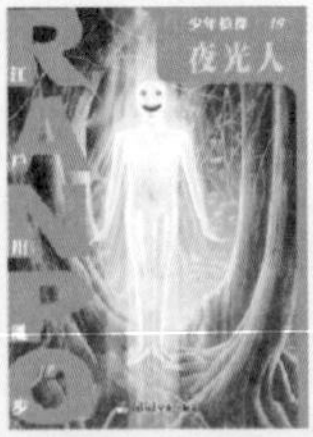

19.夜光人

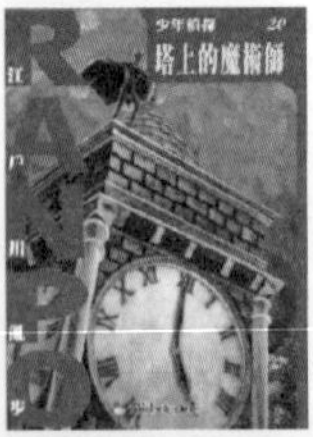

20.塔上的魔術師

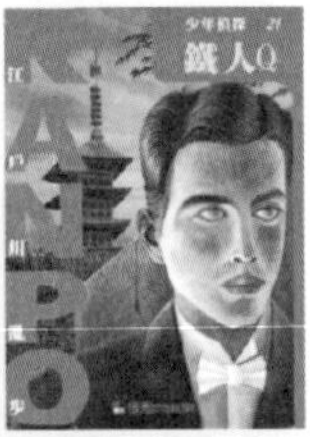

21.鐵人Q

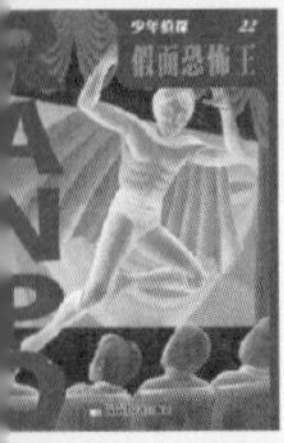

2.假面恐怖王

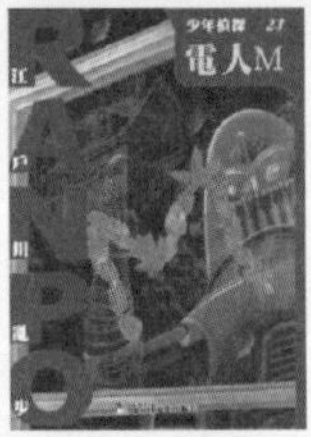

23.電人M

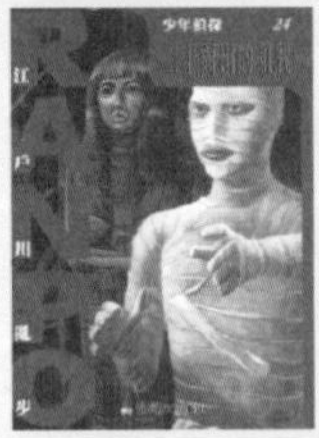

24.二十面相的詛咒

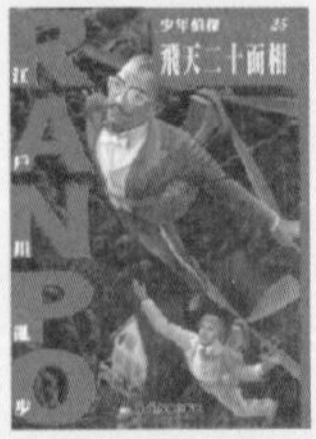

25.飛天二十面相

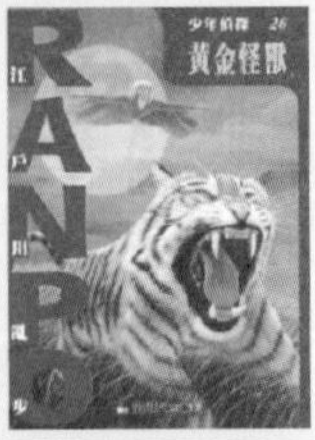

26.黃金怪獸

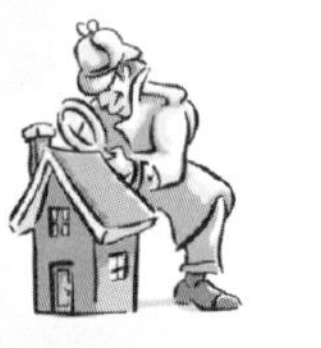

品冠文化出版社

地址：臺北市北投區
致遠一路二段十二巷一號
電話：〈02〉28233123
郵政劃撥：19346241